내 아이의
자연치유력을 높여주는

아토피
교과서

ATOPIKKO WO GENKI NI SODATERU
ⓒ Sunao Toda 1990
All rights reserved.
Original Japanese edition published by KODANSHA LTD.
Korean translation rights arranged with KODANSHA LTD.
through Tony International.

이 책의 한국어판 저작권은 토니 인터내셔널을 통해
KODANSHA LTD.와의 독점 계약으로 '도서출판 이아소'에 있습니다.
저작권법에 의해 한국 내에서 보호를 받는 저작물이므로 무단전재와 무단복제를 금합니다.

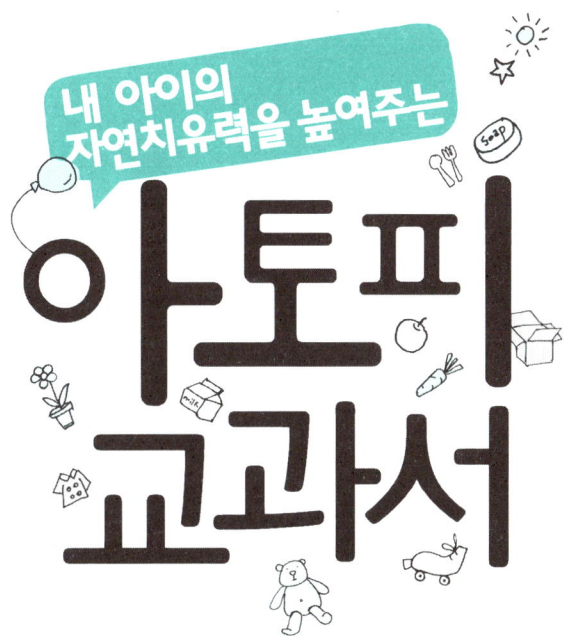

아토피 교과서

내 아이의 자연치유력을 높여주는

도다 기요시 지음 | 이광훈 박사 감수 | 이근아 옮김

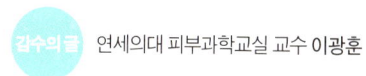 연세의대 피부과학교실 교수 이광훈

현대의학으로 철저히 검증된
믿을 수 있는 아토피 책!

아토피피부염은 이미 30년 전부터 전세계적으로 발병 빈도가 지속적으로 증가해왔습니다. 최근에는 갓난아기나 어린아이들이 자라서 어른이 되도록 아토피피부염으로 고생하는 경향이 뚜렷해지고 있습니다.

물론 이 병이 건강에 치명적인 것은 아닙니다. 하지만 가려움증이나 미용상의 문제로 아토피피부염 환자들이 느끼는 고통은 결코 가볍지 않습니다.

특히 환자들의 정서적 장애나 노동력 손실이 커지면서 사회적인 관심도 높아지고 있습니다. 이에 따라 아토피피부염에 관한 치료법이나 평상시 주의사항 등이 홍수처럼 쏟아지고 있습니다. 그러나 대부분은 신뢰하기 어려운 내용들이라 환자들은 정작 어느 것이 옳은지 판단하지 못하는 실정입니다.

아토피피부염은 젖먹이 아기부터 어른에 이르기까지 연령층도 다양하고, 피부에 나타나는 증상은 물론 발진 부위나 상태도 제각각입니다. 일반적으로 아토피피부염은 환자의 면역체계 이상이나 피부 자체의 국소 면역체계 이상으로 인한 과민성, 피부 보호막의 이상 등 타고난 체질에 여러 가지 환경적 요인이 복합된 결과입니다. 따라서 아토피피부염 환자를 어떤 측면에서 접근하느냐에 따라 검사, 관리, 치료가 조금씩 다를 수 있습니다. 또 증상을 악화시키는 요인도 환자 개개인에 따라 천차만별일 뿐 아니라, 아주 가벼운 증세에서부터 장기간의 치료에도 잘 낫지 않는 난치성 중증에 이르기까지 매우 다양합니다.

아토피피부염의 효과적인 치료를 위해서는 우선적으로 병태생리를 잘 이해하고, 피부상태에 맞은 적합한 관리와 환자 특성에 따른 맞춤치료를 시행하는 것이 바람직합니다. 이런 측면에서 이 책은 의학적인 자료를 토대로 오랫동안 환자를 치료해온 실제 경험을 알기 쉽게 풀이한 점이 장점입니다.

감수자도 아토피피부염에 관한 교과서를 여러 차례 집필한 경험이 있습니다. 그때마다 가장 어렵고 고민스러웠던 점은 복잡하고 난해한 이 질병의 의학적 내용을 어떻게 일반인들이 잘 이해할 수 있도록 쉽게 풀어쓰느냐 하는 것이었습니다. 그런데 이 책에서는 아토피피부염의 원인에서부터 검사와 피부관리는 물론 치료에 이르기까지 아주 쉽게 풀이하고 있습니다. 또한 의학적 근거를 분명히 제시하면서 환자 개개인이 처한 수많은 환경요인을 가정함으로써 독자들에게 실제로 도움이 되도록 하고 있습니다.

이처럼 난해한 의학적 내용을 실용적으로 전달할 수 있는 것은 지은이가 아토피피부염에 대해 매우 많은 치료 경험을 쌓기 전에는 정말 어려운 일입니다. 환자나 보호자들이 늘 궁금해하는 관점을 위주로 아토피피부염을 자세히 기술해서 누구나 내용을 이해하고, 직접 따라 해볼 수 있도록 한 것 역시 탁월한 방법입니다.

원서에 실린 내용은 의학적으로 검증된 확실한 것들이지만, 일부는 학자들 간에 약간 견해가 다른 주관적인 부분도 있습니다. 또 원문 중에는 우리 현실에 맞지 않거나, 아직 확실히 검증되지 않은 부분도 눈에 띄기는 합니다. 그러나 그 중에는 임상적 근거 자료를 확실히 제시하기 어려우나 병태생리학적 관점에서 설명이 가능하고 환자들에게 도움을 주는 내용도 있습니다. 이런 경우에는 우리 현실을 고려해 본래 내용을 약간 수정 보완하였습니다.

아토피피부염으로 고통스러워하는 환자나 이 질환에 대해 알고자 하는 독자들에게 이 책이 올바른 인식을 갖게 하는 데 조그만 도움이라도 되기를 기대합니다. 지금 이 시간도 수많은 의료 종사자들이 아토피피부염에 보다 효과적인 치료방법을 찾기 위해 노력하고 있고, 그에 따른 성과도 급격히 늘어나고 있습니다. 최근에는 아토피피부염의 새로운 면역기전, 포도상구균을 비롯한 세균, 바이러스, 곰팡이 등의 역할과 관리, 피부 보호막의 역할과 관리법, 스테로이드제의 부작용이 없는 새로운 아토피피부염 치료제인 피메크로리무스와 타크로리무스 등 바르는 면역조절제의 사용법이 효과적인 치료방법 중

하나로 제시되고 있습니다. 앞으로 더욱 좋은 치료법이 개발돼 아토피피부염으로 고생하는 환자들이 고통에서 벗어나기를 기대합니다.

여는글

아토피는 '고치는 것'이 아니라 '이겨내는 것'

아토피피부염은 1940년 미국의 피부과의사 슐즈버거에 의해 명명된 것으로 그렇게 오래 된 병이 아닙니다. 진단이라고 해도 증상을 직접 눈으로 보고 판단하는 것만이 객관적인 방법이고, 그 외의 검사는 모두 보조적인 방법이라 할 수 있습니다. 솔직히 말해서 의사들 사이에서도 여러 가지 혼란이 일어나고 있습니다.

그 원인은 우선 기관지 천식이나 알레르기성 비염과 같은 다른 알레르기성 질환과의 관계에 대한 생각 차이입니다. 천식이 있는 사람은 아토피피부염이 있는 경우도 많으므로 이들이 같은 원인에 의해 일어난다고 보는 견해가 나오는 것도 무리가 아닐 것입니다. 특히 소아과에서는 그렇게 생각하는 의사가 많습니다. 하지만 피부과 의사 대부분은 천식의 원인물질이 그대로 아토피피부염의 원인이 된다고는 생각하지 않습니다. 저도 그 중 한 사람입니다.

예를 들어 우유 때문에 피부에 증상이 나타나는 사람이 있다고 가정합시다. 이 같은 사람은 우유 또는 우유를 함유한 식품을 먹지 않으면 자연스럽게 치유됩니다. 그러나 아토피피부염이라고 해서 그 즉시 우유나 달걀을 식단에서 제거하는 것은 잘못된 방법이라고 봅니다. 검사 결과만으로는 이 병의 진짜 원인을 알 수 없기 때문입니다.

어쨌든 냉정하게 생각할 필요가 있습니다. 식사 제한처럼 특수한 생활치료를 실천하는 것은 아이의 장래에까지 중대한 영향을 미칠 수 있으니까요. 아이에게 잘못된 식생활이나 습관을 심어주면 그 아이가 커서 사회생활에 적응하지 못할 수도 있습니다. 극단적인 식사 제한은 영양실조로 생명이 위험해질 수도 있습니다. 설령 병이 낫더라도 아이가 제대로 성장하지 못하면 정말 심각한 문제입니다.

저는 임상 현장에서 수많은 아토피피부염을 진찰하고, 생활 속에서 어떻게 이 병에 대처하면 좋은지를 환자들과 함께 여러 각도로 노력해왔습니다. 이 책은 그 노력과 경험의 산물입니다.

아토피 체질을 치료로 완전히 바꾸는 것은 불가능합니다. 하지만 아이가 건강하게 자라도록 병을 잘 조절해서 일상생활에 지장이 없을 정도로 억제해 나가는 것은 얼마든지 가능합니다. 무엇보다 중요한 것은 아토피피부염과 싸워 이길 수 있다는 확신을 가지는 것입니다. 거기에서부터 이 병을 극복하는 진짜 길이 열릴 것입니다.

차례

감수의 글 현대의학으로 철저히 검증된 믿을 수 있는 아토피 책!
　　　　　연세의대 피부과학교실 교수 이광훈　　　　　　　　　　　5
여는글 아토피는 '고치는 것'이 아니라 '이겨내는 것'　　　　　10
이 책을 제대로 활용하는 법　　　　　　　　　　　　　　　17

제1장 아토피 상식, 믿으면 위험하다!

우리 아이, 아토피라는데 어떻게 해야 하나요?　　　　　22
아토피는 특이한 체질이다?　　　　　　　　　　　　　25
아토피피부염은 달걀이나 우유가 원인이다?　　　　　　28
IgE 수치가 높으면 식사 제한을 해야 하나?　　　　　　31
임신 중 식사 제한은 효과가 있을까?　　　　　　　　　34
검사할 때마다 알레르겐이 늘어나 걱정!　　　　　　　37
식품 알레르기는 점점 악화한다?　　　　　　　　　　　40
진드기를 퇴치하면 아토피가 나을까?　　　　　　　　　43
항알레르기제로 체질개선이 가능할까?　　　　　　　　46
스테로이드제에 의지해서는 안 된다?　　　　　　　　　49
어른이 되면 자연히 낫는다?　　　　　　　　　　　　52
칼럼 가벼운 가려움증이나 콧물에 너무 신경 쓰지 말 것!　55

제2장 아토피 치료법의 거짓과 진실

아이에게 부담을 주는 치료법은 처방하지 않는다	58
아토피는 신문, 잡지에서 떠드는 것만큼 무서운 병은 아니다	61
바르는 약을 잘 사용할수록 빨리 치료된다	64
비듬은 무서워! 거짓말 같은 진짜 이야기	70
피부를 강하게 만드는 데는 일광욕 요법이 좋다	73
몸에 저항력이 생기면 알레르기 반응은 막을 수 있다	76
음식이나 먼지를 두려워하면 아토피를 극복할 기회를 놓친다	79
달걀이나 우유만 제거하는 어설픈 식사요법은 의미가 없다	85
식사요법을 하려면 본격적인 제거 테스트를 실시하라!	88
IgE 수치에 너무 과민할 필요는 없다	95
천식과 아토피피부염의 관계	99
아토피 극복의 열쇠는 의사 선택하기다	106
칼럼 습진이란 어떤 상태를 말하나요?	69
칼럼 아토피 아이에게는 파도타기, 스케이트가 좋다	84
칼럼 검사는 내용을 잘 확인한 다음 받자	104
칼럼 이런 라이프스타일은 아토피 아이에게 좋지 않다	109

제3장 아토피를 극복하는 생활습관

🌱 아토피를 극복하기 위한 3가지 원칙

의심스러운 것은 생활 속에서 추방한다	112

간단히 할 수 있는 것부터 시작한다 ··· 118

좋다고 생각되는 것은 적극적으로 도전한다 ··· 123

🌱 **아토피피부염의 범인을 찾아내자!**

우선 옷을 다 벗기고 온몸을 체크한다 ··· 127

생활환경과 습관을 체크한다 ··· 139

부모나 주변 어른의 행동을 체크한다 ··· 145

🌱 **약과 잘 사귀는 법**

약으로 아토피피부염의 악순환을 끊을 수 있다 ··· 151

강한 약과 약한 약을 구분해서 사용하는 방법 ··· 154

습진 진행가능증상을 없애는 지속적인 방법 ··· 159

연고와 크림, 로션을 바르게 구분해서 사용한다 ··· 162

연고를 사용한다면 이런 입욕법을 알아두자 ··· 165

바르는 순서나 횟수, 손을 움직이는 방법에 따라 효과가 달라진다 ··· 168

스테로이드제는 정말 무서운 약인가? ··· 173

🌱 **아토피에 지지 않는 몸을 만들자**

태양과 사이좋게 지내면 피부가 튼튼해진다 ··· 176

가려움증을 가라앉히고 피부를 깨끗하게 하는 입욕법 ··· 180

스킨케어용품은 신중하게 사용한다 ··· 186

가려워서 잠들지 못하는 아이에게는 이런 방법이 좋다! ··· 189

칼럼 아토피 아이의 속옷은 세숫비누로 빠는 것이 안전하다 ··· 116

칼럼 베이비로션은 기저귀를 교환할 때 사용하는 것 ··· 125

칼럼 시트나 잠옷의 소재에 주의하자	138
칼럼 현명한 수납방식이 먼지를 줄인다	144
칼럼 부신피질 호르몬제의 세기가 다양한 이유는?	158
칼럼 목욕을 좋아하는 아이로 키우는 법	184
칼럼 친구들과 즐겁게 노는 것, 그것이 최고!	191

제4장 아토피에 도움이 되는 제품 총점검

스킨케어 상품 ▶ 순수한 알칼리비누 | 순한 투명 비누 | 잔여감이 적은 비누
　　　　　　　 약산성 비누 | 저자극성 샴푸 | 입욕제　　　　　　　　194

진드기 퇴치 용품 ▶ 살충제 | 진드기 퇴치 봉투　　　　　　　　　　198

인테리어　　　　　　　　　　　　　　　　　　　　　　　　　　　201

곰팡이, 먼지 대책 ▶ 제습기 | 공기청정기 | 곰팡이 제거제　　　　　201

침구 ▶ 이불 | 알레르기용 베개　　　　　　　　　　　　　　　　　204

제5장 아토피 아이를 위한 현명한 병원 선택

좋은 의사를 선택할 수 있는 확실한 눈을 키우자　　　　　　　　　208

맺는글　아토피 아이에게 밝은 웃음을 되찾아주자　　　　　　　　213

이 책을 제대로 활용하는 법

처음으로 병원에 갈 때

우선 1장을 읽는다. 아토피피부염에 걸린 아이들의 부모를 위한 Q&A가 준비되어 있다. 병원에 가기 전에 알아두면 더할 나위 없이 좋은 기본지식들이다.

면역글로불린E(IgE) 수치 등 알레르기 검사에 대해서는 31~33쪽과 104~105쪽을 읽고 미리 예비지식을 갖추면 안심! 2장의 아토피에 대한 의학적 해설도 충분한 시간을 갖고 찬찬히 읽어보자.

약이 오히려 해가 된다면… 적절한 약 사용법이 있을까?

항알레르기제나 항히스타민제 같은 내복약에 대해서는 46~48쪽에 나와 있다. 바르는 약(외용제)의 올바른 사용법에 대한 지도를 받지 않고 아무렇게나 사용하는 사람이 많은데, 3장의 151~175쪽을 반드시 참고하기 바란다. 약을 언제 바르고, 어떤 순서로 바르는지 자세히 설명되어 있다.

생활환경을 개선하는 방법은?

청소나 진드기 퇴치에 신경 쓰는 것도 필요하지만, 그보다도 생활 속에서 아이의 아토피피부염을 악화시키고 있는 주범이 무엇인지를 밝혀내는 것이 무엇보다 중요하다. 3장의 '아토피피부염의 범인을 찾아내자!' 부분을 읽어보자. 120~122쪽의 '아토피 대책 난이도 랭킹'도 참고하라.

  비누나 청소기 등 최근에 다양하게 나온 아토피용 상품은 4장 '아토피에 도움이 되는 제품 총점검'으로 철저하게 체크하자. 그다지 효과가 없는 상품도 있지만, 써보면 거짓말처럼 증상이 가벼워지는 경우도 있다. 어떤 제품이 정말 필요한 물건인지 확실히 결론을 내두는 것이 좋다.

역시 식사가 원인?

음식물이 아토피의 원인이 될 가능성이 어느 정도나 되는지 115쪽의 '아토피 범인 찾기 차트'에서 확인한 다음 2장의 85~94쪽을 읽는다. 음식 알레르기의 원인을 찾아내는 올바른 방법이 설명되어 있다.

피부를 단련시키기 위해서는 어떻게 하는 것이 좋을까?

일광욕으로 피부를 단련시켜 알레르기 반응을 가볍게 하는 방법, 약에 의존하지 않고도 가려운 습진을 극복하는 방법은 3장의 176~190쪽에 나와 있다. 올바른 목욕법이나 샴푸 사용법도 반드시 알아두자.

정신적인 문제에 대해서는 3장 145~150쪽에 설명되어 있다.

어떤 병원에 다녀야 할지 망설여진다면
피부과에 가는 것이 좋은지, 소아과에 가는 것이 좋은지 고민스러울 때에는 2장 106~108쪽에, 의사의 선택 방법에 대해서는 5장 208~210쪽에 정리되어 있다.

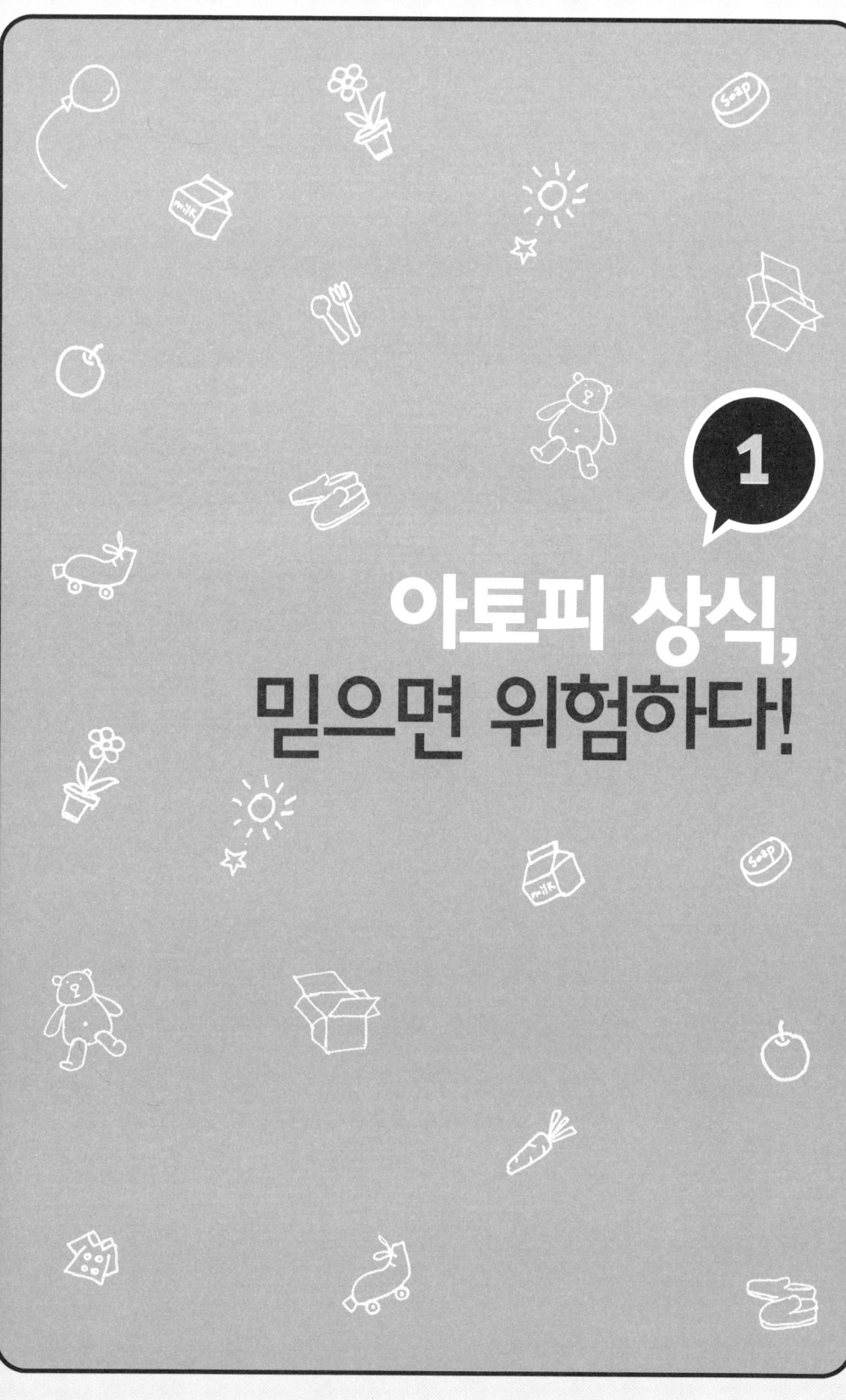

아토피 상식, 믿으면 위험하다!

1

우리 아이, 아토피라는데
어떻게 해야 하나요?

▶▶ 검사를 서두르기보다 가려움증을 멎게 하는 치료가 먼저

Q ▶ 유아검진 결과 아토피피부염이라고 합니다. 빨리 검사를 받으라고 해서 망설이고 있는데 어떻게 하면 좋나요?

생후 3~6개월이 되면 아토피피부염임을 한눈에 알 수 있는 특유의 피부 증상이 나타나는 아기가 있다. 예를 들어 귀밑 살갗에 균열이 생기거나 뺨에 빨갛고 좁쌀 같은 발진이 나타나는 증상 등이다.

정확한 원인을 알 수 있는 검사는 아직 없다

옛날에는 부모도 의사도 알레르기 검사에 대해 심각하게 생각하지 않았지만, 최근에는 검사를 받도록 의사가 지도하는 경우가 많다. 하지만 나는 웬만해서는 검사를 적극적으로 권하지 않는다.

아토피피부염 환자에 대한 검사는 혈액 중의 항체(알레르기 반응에 관계하는 단백질) 양을 조사하거나, 피부에 상처를 내서 알레르기의

원인물질(진드기나 음식물 등) 진액을 떨어뜨리는 테스트 등이 있다. 하지만 이런 방법들은 모두 진단하는 데 참고가 되는 정도에 지나지 않는다. 현재의 의학 수준으로는 아토피피부염의 원인을 즉시 알아낼 수 있는 검사는 한 가지도 없다.

가려움을 멈추게 하는 치료가 우선이다

알레르기 검사보다 더 중요한 것은 아토피피부염에 걸린 아기에게 가장 큰 문제가 무엇인지를 생각하는 것이다. 신중하게 아기를 관찰해보자. 얼굴을 이불에 문지르거나 가려움 때문에 제대로 잠을 못 자서 짜증을 내지는 않는지 유심히 살펴보자.

아토피피부염에 걸린 아기에게 가장 큰 문제는 피부가 주위 자극에 약하다는 점이다. 땀이나 눈물을 닦아주지 않고 그대로 두거나 까칠까칠한 옷을 입히는 등 아주 사소한 것들이 모두 자극이 된다.

그 중에서도 가장 괴로운 자극이 바로 가려움이다. 갓난아이가 무얼 알겠는가. 가려우니까 마구 긁어댈 뿐이다. 그러면 긁힌 자리가 도톨도톨 부풀어오르고, 거기에 세균이 침입하면 짓무르게 되는 것이다.

이것이 아토피피부염이 악화되는 전형적인 패턴이다. 그러므로 이 악순환을 어딘가에서 끊는 것이 중요하다. 이를 위해서는 먼저 가려움을 없애주어야 한다.

중요한 것은 애프터 케어!

다행스럽게도 가려움을 멈추는 약은 바르는 약, 먹는 약 등 효과가 좋은 약이 여러 가지 나와 있다. 제대로 사용하기만 하면 상당히 호전시킬 수 있다.

그런데 희한하게도 대부분의 엄마들은 아기 피부가 깨끗해지면 피부염에 대해서는 깡그리 잊어버리고 만다. 가장 중요한 것은 피부가 깨끗해진 뒤 그 상태를 오랫동안 유지하는 것이다. 자극으로부터 피부를 지키는 것을 언제나 염두에 두자. 피부 상태를 자세히 관찰하고 무엇 때문에 가려움을 느끼는지 그 원인을 찾아내 없애주도록 한다. 그러면 재발하지 않고 완전히 좋아지는 경우도 많다.

아토피피부염의 원인을 찾아내는 포인트나 목욕하는 방법 등 스킨케어의 기준에 대해서는 3장에서 다루고 있으므로, 자세히 읽고 가능한 것부터 하나씩 실천하도록 하자. 병원에서 검사를 받는 것은 그 뒤에 해도 결코 늦지 않다. 중요한 것은 엄마가 납득하기 위한 치료가 아니라 아기를 편하게 해주는 것이다.

아토피는 특이한 체질이다?
▶▶ 주위 자극에 민감한 체질일 뿐이다

Q ▶ 아토피 체질이란 뭘 말하는 건가요? 천식, 피부염, 꽃가루알레르기 등의 알레르기성 질환을 일으키기 쉬운 체질이라고 생각하면 되나요?

아토피라는 말은 '이상한', '묘한'이라는 의미다. 보통 사람이라면 아무렇지도 않을 것에 이상한 반응이 일어나므로 '아토피'라고 하는 것이다. 한 마디로 '이상하다'는 뜻으로 그렇게 불리게 되었다.

극히 평범한 체질 중 한 가지

아토피는 흔히 알레르기라고 생각하기 쉽지만, 아토피 체질은 천식이나 꽃가루알레르기 등 알레르기를 일으키기 쉬운 체질만을 말하는 것이 아니다. 알레르기 증상은 코나 목의 점막이 민감해지거나 피부가 약해지는 등 사람에 따라 다양하지만, 간단히 말해 갖가지 자극에 민감한 체질이라 할 수 있다.

아토피라고 하면 불치병을 연상하는 부모들이 많은데, 이것은 희귀한 특이체질 같은 것이 아니다. 예를 들어 조금만 신경을 써도 위가 아프거나 피부가 쉽게 건조해지거나, 또는 남보다 머리카락이 빨리 희어지는 경우처럼 극히 평범한 체질 중 하나다.

통계 상으로 아토피피부염을 일으키기 쉬운 체질은, 우리의 경우에 5명 중에 1명꼴로서 전 국민의 20%나 된다. 그러므로 자신의 아이가 아토피 체질이라도 일단은 마음을 평온하게 유지하도록 하자.

만약 부모가 '힘든 체질인데…', '늘 가려워하니 손이 많이 갈 거야…' 하고 부정적으로 생각하면 아이에게 그 생각이 그대로 전달된다. 이 얼마나 아이에게 몹쓸 짓인가. 마음 편히 먹고 '힘든 체질이지만 조절해보자' 하는 적극적인 자세를 취하는 것이 좋다.

체질은 바꿀 수 없지만 병은 막을 수 있다

아토피 체질은 유전되지만 아토피피부염이나 천식, 또는 알레르기성 질환 그 자체가 유전되는 것은 아니다.

유전적으로 질병을 일으키기 쉬운 체질이라도 생활환경을 잘 파악해서 자기 체질에 맞는 생활을 해나가면 병은 쉽게 일어나지 않는다. 이런 의미에서 아토피피부염은 비교적 조절하기 쉬운 질환이라고 할 수 있다.

어릴 때 아토피피부염으로 고생해도 어른이 되면 대부분의 사람들은 가려움증이나 피부가 우둘투둘해지는 증상이 사라진다. 특히 아토피로 고생하는 아이의 경우는 부모의 마음먹기에 따라 확연히 달라지므로 아토피를 치유하는 가장 중요한 조건이라 할 수 있다.

목욕할 때도 '다들 그렇게 하니까' 라며 별 생각 없이 보통 사람들과 똑같은 식으로 하게 되면 여러 가지 트러블을 일으키게 된다는 것을 잊지 말자.

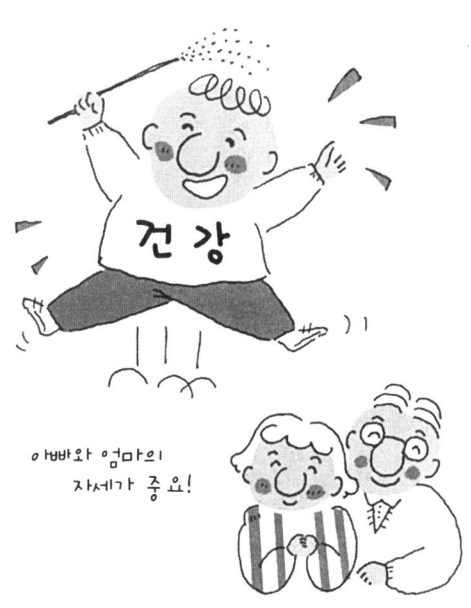

아토피피부염은
달걀이나 우유가 원인이다?

▶▶ 음식과 관계 있는 것은 고작해야 몇 퍼센트에 불과하다

Q ▶ 아이의 아토피피부염은 모유나 이유식의 달걀, 우유, 대두가 원인이라고들 하는데 정말인가요?

소아과에서는 식사가 원인이라고 하지만…

흔히 '아토피피부염은 음식이 원인'이라는 말을 한다. 모유를 먹이는 시기에 엄마가 먹은 우유, 달걀, 대두 또는 이유식으로 아이에게 먹인 식품에 알레르기를 일으키는 원인이 있기 때문에 가려움증을 느낀다는 생각이다.

일반적으로 소아과에서는 아토피와 식사의 관계를 강조하고, 피부과에서는 관계가 없다고 하는 의사가 많은 듯하다. 최근 자주 논의되고 있는 이 문제는 학문적으로 흥미가 있을지 모르지만, 환자의 입장에서 나는 더 단순하게 생각해도 좋다고 본다.

식사가 원인이라면 피부는 1년 내내 우둘투둘

만약 음식이 원인이라면 온몸에 피부염이 생겨야 할 것이다. 또한 달 걀이나 우유, 쌀, 밀가루 등 계절에 관계없이 먹는 식품이 원인이라 면, 계절에 따라 좋아지거나 나빠지는 증상의 변화는 없어야 된다.

하지만 실제로 온몸이 구석구석까지 우둘투둘한 환자는 거의 없 다. 이마나 코의 중심부 등 어딘가 반드시 매끈매끈한 부분이 있다. 또한 계절에 따라 증상이 변하지 않는 환자는 많아야 전체의 20% 정 도다. 이 중에서도 식품 알레르기일 가능성은 온몸에 증상이 나타나 는 경우뿐이다. 즉 식품 알레르기는 전체의 몇 퍼센트에 불과하다. 세상을 떠들썩하게 할 만큼 큰 수치가 아니라는 말이다. 정확하지도

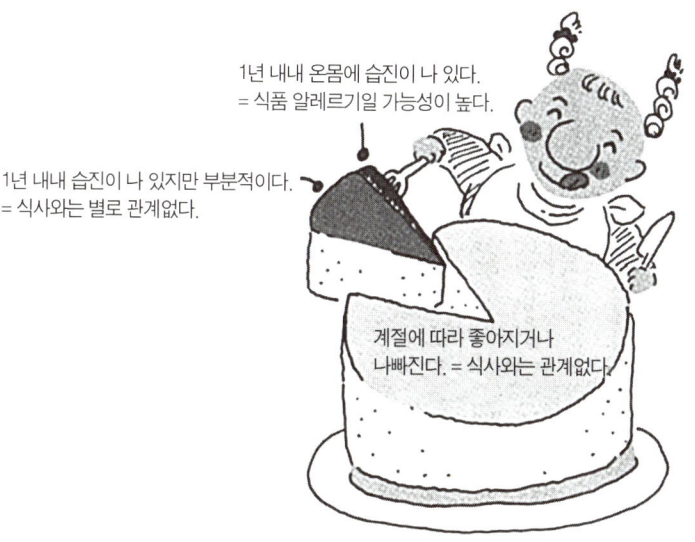

않은 정보에 휩쓸리지 말고 부디 이성을 갖고 냉정하게 생각하기를 바란다.

온몸을 빠짐없이 체크해서 아토피를 극복한다!

그러면 우리 아이는 어떤 경우일까? 지금 당장 옷을 벗기고 온몸을 자세히 관찰해보자. 매끈매끈한 부분이 어느 정도인가?

습진이 팔꿈치 안쪽이나 목 등 한정된 장소에만 있다면 식품 알레르기에 대해서는 잊어버리는 것이 좋다. 그리고 피부염이 있는 부분과 그렇지 않은 부분의 차이는 왜 나타나는지 진지하게 생각해보자. 아토피피부염을 극복하는 열쇠는 반드시 여기에 있다(이에 대한 힌트는 3장의 127쪽 이후를 참조하라).

자세히 살펴본 결과 아무래도 식사가 원인이라고 생각된다면 2장과 3장에 원인이 되는 식품을 찾아내는 방법과 식사요법에 대해 설명해놓았으므로 참조하기 바란다. 단, 어줍짢은 생각으로 식사요법을 시작해서는 절대 금물이다.

IgE 수치가 높으면
식사 제한을 해야 하나?

▶▶ IgE 수치의 평가는 의사에게 문의

Q ▶ 아토피피부염 때문에 병원에 가서 혈액검사를 했더니 IgE 수치가 높고 달걀 알레르기라고 합니다. 식사 제한을 하는 편이 좋을까요?

최근 우리 병원의 외래환자들도 IgE 수치가 높다며 식사요법 지도를 해달라고 찾아오는 환자가 늘어났다. 하지만 나는 IgE 수치가 그렇게 절대적이라고는 생각하지 않는다. IgE에 대해 어처구니없는 오해를 하고 있는 사람들이 꽤 많은 것 같다.

IgE 수치를 조사해도 원인은 알 수 없다

IgE란 누구나 혈액 중에 가지고 있는 면역글로불린E라는 특수한 단백질이다. 면역글로불린E는 알레르기를 일으키는 자극물질('알레르겐' 또는 '항원'이라고 한다)이 몸에 들어왔을 때 즉시 들러붙어 결합함으로써 자극물질의 활동을 저지하는 역할을 한다. 이 때문에 알레르기가 있는 사람의 혈액에는 IgE의 양이 대체적으로 많다는 점에서

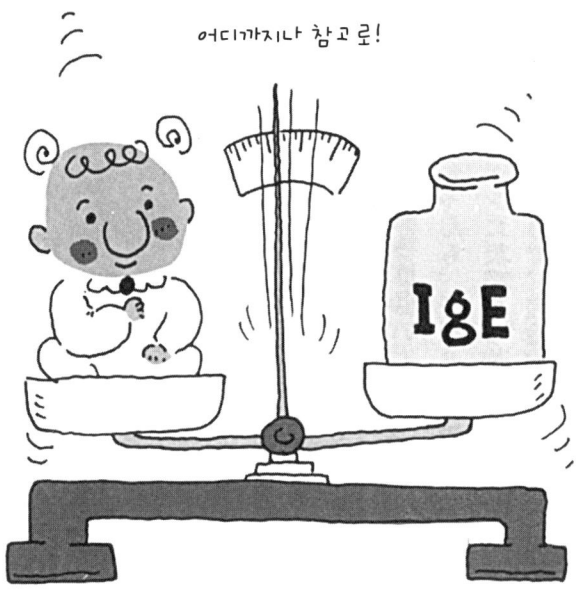

서 이 검사를 하는 경우가 많다.

  진드기나 달걀 등 특정 물질에 대한 IgE 수치를 RAST 수치라고 하는데, 예를 들어 달걀에 대한 RAST 수치가 높다고 해서 달걀 때문에 아토피피부염이 일어난다고는 할 수 없다. 다만, 달걀을 원인물질로 의심해볼 필요가 있다는 것뿐이다.

  결핵균 감염 유무를 알기 위한 중요한 검사법이 투베르쿨린반응이다. 이 검사 역시 그 결과가 양성이라고 해서 반드시 결핵이라고 단정할 수는 없다. 아토피도 이와 마찬가지다.

  아토피피부염 환자 모두가 IgE 수치가 높은 것은 아니며, RAST 수치가 높게 나온 식품을 먹는다고 꼭 피부염이 악화되는 것도 아니다.

먹어서 아무렇지 않다면 신경 쓰지 말자

결론적으로 IgE 수치를 조사해도 확실한 것은 알 수 없다. IgE 수치가 높더라도 식품 알레르기가 있는지 없는지는 의심나는 식품을 전혀 먹지 않을 경우에 습진이 호전되는지, 반대로 일정 기간 안 먹다가 그 식품을 먹었을 경우에 더 악화되는지로 직접 확인해보는 수밖에 없다.

IgE 수치가 높기 때문에 식사를 제한하자든가 아토피피부염이기 때문에 달걀을 먹지 말자고 하는 것은 너무 안이한 생각이 아닐까. 식사 제한은 성장기 아이에게 영양 상으로나 미각 발달 측면에서 또는 정신적인 측면에서 그 영향이 매우 중요한 문제이므로 반드시 신중하게 생각하기를 바란다.

임신 중 식사 제한은 효과가 있을까?

▶▶ 영양상의 문제가 일어날 수 있으므로 신중히

Q ▶ 임신 중이거나 이유식 기간에 달걀이나 콩 식품을 제한하면, 아이에게 천식이나 아토피피부염 등의 알레르기 질환이 일어나는 것을 방지할 수 있을까요?

태내 감작(感作, 어떤 항원에 대해 민감한 상태로 만드는 일)의 가능성은 낮다
뱃속의 아기도 임신 8개월이 지나면 스스로 알레르겐에 반응하는 물질(면역글로불린)을 만들어내므로 이론적으로는 엄마의 태내에서 알레르기가 발생할 가능성이 전혀 없다고는 할 수 없다. 하지만 그 가능성은 아주 적다고 생각한다.

만약 태반을 통해 달걀이나 우유 성분이 아기 몸 속에 들어가 알레르기를 일으키는 사전 준비를 한다는 학설이 사실이라면, 신생아들에게 아토피피부염이 일어나도 이상하지 않다.

하지만 생후 1달까지는 아토피피부염이 생기지 않는다. 이 시기의 습진은 의학적으로 유아 지루성 습진이라고 하는데, 얼굴에만 생기지 손발이나 몸으로 퍼지지는 않는다. 그리고 첫돌 이전에 말끔히 사라진다.

영양실조로 쓰러지는 아이도 있다!
첫째 아이가 아토피성 체질인 경우, 둘째 아이는 임신 중일 때부터 이유식 시기에 걸쳐 식사 제한을 하면 아토피성 질환에 걸리지 않는다는 결과도 보고되어 있다. 하지만 전혀 효과가 없었다는 보고도 있어서 실제로 어느 주장이 맞는지 아직 알 수 없는 것이 현실이다.

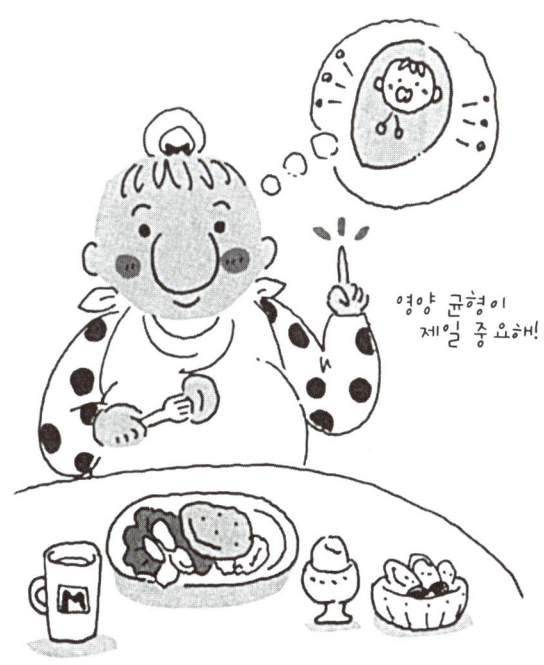

자, 그러면 어떻게 하는 것이 가장 좋을까? 신중하게 생각해야 할 점은 식사 제한을 했을 때 발생하는 부정적인 측면이다.

영양을 상당히 고려해야 하는 임신부가 달걀, 우유, 콩 등과 같은 귀중한 단백질원을 먹지 않으면 태아의 발육에 큰 영향을 줄 것이다. 게다가 대뇌나 몸의 크기가 일생 중 가장 왕성하게 성장하는 시기에 아기에게 그것을 주지 않으면 어떻게 될까?

아토피성 체질인 아이도 키우는 데 신경이 많이 쓰이지만 갓 태어난 신생아가 저체중일 경우에는 사태가 훨씬 심각해진다. 또한 극단적인 식사요법이 원인이 돼서 영양실조에 걸리거나 병원을 제집 드나들듯 하는 아이도 적지 않다.

알레르기에서 도망가기만 해서는 안 된다

이론적으로 말하면, 제한 식품을 대신하는 영양을 완벽하게 공급하면 문제는 사라진다. 하지만 영양학에 대한 명확한 지식이 없는 한 이것은 아주 어려운 일이다.

알레르겐을 주입하지 않으면 알레르기는 일어나지 않을지도 모른다. 그러나 조금 과장해서 말하면 인류는 알레르겐의 바다에서 살고 있다고 해도 과언이 아니다. 따라서 알레르기에서 도망치기보다는 차라리 더 적극적으로 맞서야 한다고 생각한다.

검사할 때마다
알레르겐이 늘어나 걱정!

▶▶ 편중된 식사는 알레르기의 악순환을 일으킨다

Q ▶ 식사요법을 하고 있지만 IgE 수치를 검사할 때마다 알레르겐이 늘어나 있습니다. 도대체 어떻게 해야 좋을까요?

IgE 수치가 양성인 것만으로 그 알레르겐에 지나치게 신경 쓰지 않아도 좋다
아토피가 있는 아이의 혈액을 채취해서 조사해보면, 1~2살 때는 달걀, 우유, 콩에 대한 IgE 수치(RAST 수치)가 높은 경우가 흔히 있다. 그리고 나이를 먹어가면서 진드기, 곰팡이류, 꽃가루, 애완동물의 털과 같은 흡입물질에 양성이 되는 경우가 많다. 조개류, 과일, 야채 등도 마찬가지다. 이런 아이들은 태어날 때부터 알레르기를 일으키기 쉬운 체질이므로 성장해서 활동범위가 넓어지면 양성으로 판명되는 물질이 늘어나는 것은 당연한 이치다. 전혀 이상한 일이 아니라는 뜻이다.

그런데도 검사 결과 밀, 쌀, 콩 등의 RAST 수치가 조금 높다는 것만으로 식사 제한을 지시받고, 조, 피, 수수 등을 먹으라는 얘기를 듣는 경우가 있다.

식사 제한이 새로운 알레르기를 일으킬 수 있다

평소에 늘 먹던 식품을 못 먹게 제한하면 성장기의 아이에게 충분한 영양을 줄 수 있는 식단을 짜기가 아주 힘들어진다. 이럴 경우 곡류, 야채 등 늘 똑같은 식품이 식탁에 올라오기 마련이다. 실은 여기에 중대한 허점이 있다.

알레르기는 처음 먹는 식품에서는 일어나지 않는다. 몇 번씩 반복해서 먹다가 갑자기 알레르기 반응이 시작되는 것이 특징이다. 같은 식품을 계속 먹을수록 그 식품에 반응을 일으키기 쉬워지기 때문이다. 아토피가 있는 아이는 원래 알레르기를 일으키기 쉬운 체질이므로 편중된 식사는 알레르겐을 일부러 늘리는 행위나 마찬가지다.

반 년이나 1년마다 IgE 수치를 검사하고 그때마다 일희일비하는 짓은 그만두는 것이 좋다. 좀더 냉정해질 필요가 있는 것이다.

식사요법은 철저하게 하지 않으면 의미가 없다

식사요법의 올바른 방법은 2장에서 자세히 설명하겠지만, 식사요법은 상당한 의학적 지식과 영양학의 노하우 없이는 제대로 된 효과를 얻을 수 없다. 원인이 되는 식품을 찾아내기 위해서는 대부분의 경우 입원이 필요하다. 치료를 할 경우에는 더 까다로운데, 특정 식품에 편중되지 않도록 메뉴를 궁리하거나 알레르겐 물질을 일정량 이하로 유지해서 조금씩 먹이는 등 오랜 시간을 들여 식품에 대한 민감성을 극복시키는 방법을 쓴다.

　IgE 수치가 조금 높다고 해서 그저 적당한 방법으로 식사요법을 시작해서는 안 된다. 그것보다는 알레르겐으로 작용하는 식품이라도 일정량 이하로 양을 줄인 뒤 메뉴에 첨가시켜 균형 잡힌 식생활을 하도록 하자. 덮어놓고 음식을 무서워하는 것보다는 맛있게 먹는 것이 훨씬 중요하다.

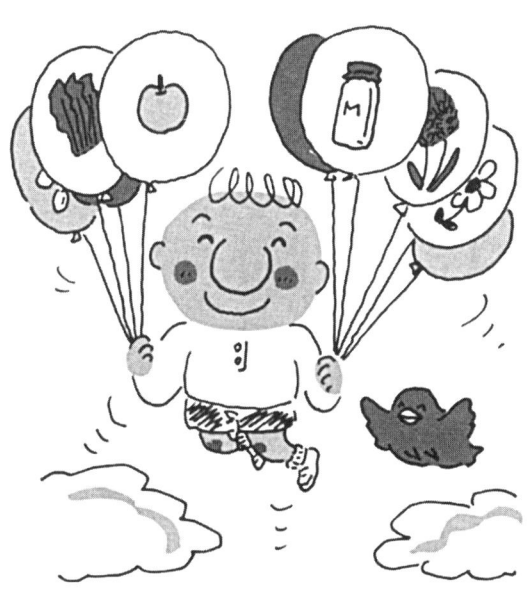

식품 알레르기는 점점 악화한다?
▶▶ 아이가 건강하게 잘 놀면 걱정할 필요 없다

Q ▶ **식품 알레르기는 빨리 고치지 않으면 점점 악화돼서 천식으로 이행한다는 게 사실입니까?**

식품 알레르기임을 알았다면 먼저 제거식을!

알레르기도 그저 단순한 습진일 뿐이다. 그런데도 자기 식대로 식사요법을 하는 예민한 엄마가 있는가 하면, 반대로 아이가 식품 알레르기라는 사실을 알지만 식사요법처럼 귀찮은 것은 못 한다며 약만 받아 돌아가는 태평스러운 엄마도 있다. 물론 그냥 놔두었더니 아이가 자라면서 저절로 사라졌다는 예도 적지 않다.

하지만 어떤 식품을 철저히 제거해보고 그 식품이 피부염의 원인임을 알았을 때에는 반드시 필요한 기간 동안 제거식을 해야 한다. 이것은 원인물질을 일단 몸에서 내보내기 위해서다. 이렇게 짧게는 2~3주간, 길게는 3~6개월 정도 제거식을 하면서 증상이 사라지면, 알레르겐도 조금씩 식사에 포함시켜서 몸이 그 식품에 익숙해지기를 느긋하게 기다린다.

바르는 약이 잘 듣는다면 걱정할 필요 없다

식품 알레르기가 심각한 아이는 발육부진으로 몸이 마르기도 하므로 되도록 빨리 대처할 필요가 있다. 단, 성급한 판단은 금물! 앞에서도 언급했듯이 천식 기질과 아토피피부염 기질은 별개의 것이다. 식품 알레르기가 악화돼서 천식으로 진행되는 것은 아니다. 천식이 있는 아이의 경우도 '아기 때 식사방법이 안 좋아서 이렇게 됐다.'고 생각해서는 안 된다.

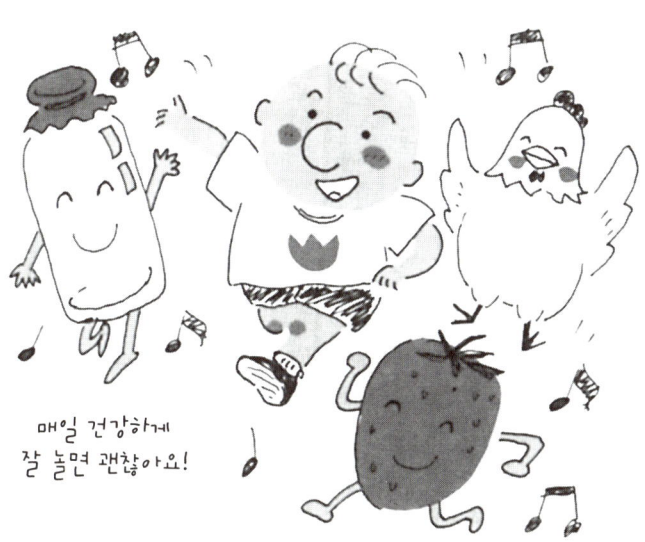

엄마들 중에는 약을 발라 습진이 좋아져도 실제로는 몸 속에서 알레르기가 진행되고 있는 것은 아닌지 걱정하고 있는 사람도 많다.

그리고 "어느 날 갑자기 천식이 되면 어떡하죠?", "습진이 반복되면 중병이 되는 거 아닌가요?"라며 아토피에 대해 공포 증상을 보이기도 한다. 반대로, 습진을 고치면 천식에 걸린다며 전혀 치료를 하지 않는 극단적인 엄마도 있다.

하지만 피부과의 바르는 약으로 습진 증세가 쉽게 좋아졌다면 식품 알레르기를 걱정할 필요는 없다. 가려움증이 다소 있더라도 아이가 매일 건강하게 잘 놀면 쓸데없이 걱정하지 않는 것이 좋다.

진드기를 퇴치하면 아토피가 나을까?
▶▶ 진드기는 상당히 혐의가 짙다

Q ▶ 아토피피부염이나 천식은 카펫, 이불 등에 있는 진드기가 원인이라고 하잖아요. 아무리 청소를 해도 불안해서 진드기 노이로제에 걸릴 것 같습니다.

진드기 범인설은 식품 알레르기설과 함께 현재 관심이 집중되고 있는 화제다. 진드기가 혈액의 IgE 수치나 스크래치 테스트(침으로 피부에 작은 상처를 내서 알레르겐을 바른 뒤 반응을 알아보는 검사) 등에서 양성으로 판명되는 경우가 많기 때문이다.

IgE 수치만으로는 진드기 알레르기의 여부를 알기 어렵다
IgE 수치나 스크래치 테스트는 천식이나 알레르기성 비염(꽃가루알레르기 등)의 원인을 조사하는 검사이다. 아토피피부염과는 직접적인 관계가 없다(검사에 대해서는 104~105쪽 참조). 검사 결과 진드기가 양성으로 판명되더라도 단지 그것만을 근거로 아토피피부염까지 진드기 알레르기로 단정짓는 것은 잘못이다.

진드기를 제거하면 문제 해결!

진드기는 상당히 혐의가 짙기는 하지만, 검사만 믿고 범인으로 단정지어 체포하는 것은 너무 앞질러 가는 것이다. 확실한 증거를 잡으려면 첩포시험이 필요하다. 첩포시험이란 진드기를 피부에 붙여 3~4시간에서 48시간까지 그대로 두고 상태를 지켜보는 검사다.

진드기와의 평화공존을 목표로!

하지만 집 안에서 진드기를 한 마리도 남김없이 추방하는 것은 불가능하다. 게다가 진드기가 두려워 진드기에서 도망치는 것만 생각하다가는 노이로제에 걸리고 말 것이다.

매일같이 깨끗이 청소하고 커튼이나 침구를 열심히 세탁하거나 손질하는 것은 천식이나 알레르기성 비염을 예방하는 데는 중요하겠지만, 그것도 적당한 것이 좋다. 진드기도 알레르기 반응을 일으키려면 일정량이 필요하다. 그 이하로만 유지하면 문제없으므로 자신이 할 수 있는 정도까지만 해두자.

그리고 낮 시간에 열심히 몸을 움직이면 잠을 푹 자게 되므로 가려움도 잊게 된다. 체력이 붙으면 진드기에 대한 내성도 커지므로 힘들지 않게 진드기와 평화공존 할 수 있다. 이것을 목표로 낙천적으로 생활하도록 하자. 아이는 매일매일 무럭무럭 성장하므로 보호하는 것만 생각해서는 안 된다.

진드기 퇴치에 대해서는 구체적인 방법을 4장에서 제시하였다.

항알레르기제로
체질개선이 가능할까?

▶▶ 약으로 알레르기를 예방하는 것은 불가능하다

Q ▶ 천식이나 알레르기성 피부염을 예방한다는 항알레르기제를 매일 복용하고 있는데, 과연 효과가 있을까요?

항알레르기제는 대증요법제이다

항알레르기제로 불리는 제품은 리자벤, 자디텐 등과 같은 약이다. 그런데 이 약을 체질개선약이라고 권하는 제약회사가 있다는 이야기를 듣고 깜짝 놀란 적이 있다.

이 약들은 단순한 대증요법제(對症療法劑 : 직접 병인을 제거하지는 않으나 간접적으로 환자의 고통을 없애주기 위해 투여하는 약), 즉 습진의 가려움증을 억제하거나 천식 발작이 일어났을 때 간접적으로 증상을 진정시키기 위한 약이다. 항알레르기제라는 명칭은 제약회사가 그렇게 부를 뿐, 알레르기 반응을 억제하는 작용은 없다.

항알레르기제는 증상이 나타나기 직전에 먹는다

이 약은 이미 알레르기 반응이 일어났을 때 그 진행을 멈추게 하는 약이다.

우선 알레르기 반응의 메커니즘에 대해 간단히 살펴보자. 우리 몸 속에 이물질(항원)이 들어오면 그것을 쳐부수는 역할을 하는 방어물질(항체)이 비만세포라는 세포에 달라붙는다. 그러면 비만세포 안에서 히스타민이나 세로토닌과 같은 화학물질이 분비된다. 이 물질이 우리 몸의 민감한 부분에 염증을 일으키는데, 이 때문에 천식 발작이나 아토피피부염의 가려움증이 일어난다고 한다. 이는 아토피피부염을 일으키는 기전 중 하나다.

항알레르기제는 비만세포에서 히스타민이 나오는 것을 저지하는 작용을 한다. 따라서 가려움증이나 발작이 시작되기 직전에 먹어야 의미가 있다. 대부분의 환자가 흔히 하는 것처럼 히스타민이 나오고 나서 먹으면 그다지 효과를 기대할 수 없다.

효과 없는 약을 계속 먹어서는 안 된다

나는 견딜 수 없을 정도로 가려움증이 심할 때만 처음에는 하루 2번, 좋아지면 잠들기 전에 1번으로 복용량을 줄여나가서 되도록 빨리 약을 끊도록 지도하고 있다.

여러 병원에서 알레르기 발작을 예방할 목적으로 항알레르기제나 항히스타민제를 반 년이나 1년, 그리고 발작이 없을 때도 계속 복용하도록 지도하기도 한다. 이것은 조금이라도 가능성이 있다면 무슨 방법이든 써보자는 사고방식에서 비롯된 것이다.

하지만 부작용이 전혀 없는 약은 없다. 효과가 있는 약이라면 길어도 2~3주 사이에 반응이 나타난다. 약을 먹어도 가려움증이 나아지지 않을 때는 반드시 주치의와 상담하도록 한다.

스테로이드제에
의지해서는 안 된다?

▶▶ 단기간에 최대의 효과를 올리는 방법을 쓰자

Q ▶ 부신피질 호르몬제(스테로이드제)로 일시적인 치료를 하면 악화돼서 낫기 힘들어지나요? 이 약은 되도록 사용하지 않는 편이 좋습니까?

생활 속에서 재발을 예방하기 위한 노력이 중요하다

바르는 스테로이드제는 상당히 효과가 좋은 약이다. 잘만 사용하면 끈질긴 습진이 2~3일 만에도 놀랄 정도로 깨끗해진다.

흔히들 "좋아진다고 해도 재발하면 결국 일시적인 대증요법에 지나지 않나요?" 하고 질문한다. 이럴 때면 나는 항상 "약으로 좋아졌으니 그 다음은 재발을 예방하는 노력을 하는 것이 중요합니다."라고 대답한다.

어떤 특정한 부위에 반복적으로 습진이 나타나는 것은 그 부분이 옷에 닿거나 땀, 때 같은 외부 자극 때문이라는 생각은 왜 하지 않는 것일까? 깨끗한 피부를 유지하는 환경을 습진이 난 부위에도 만들어

주려고 적극적으로 궁리하는 사람은 왜 별로 없는 것일까?

샴푸제를 쓰지 않는 것만으로도 나을 수 있다

예를 들어 목 뒤나 얼굴, 목에서 가슴까지 습진이 생겼다고 하자. 나 같으면 우선 샴푸 방법에 대해 의심해볼 것이다. 샴푸제 사용 후 머리를 헹굴 때 그 부위에 샴푸제가 흘러내릴 가능성이 있기 때문이다. 샴푸제는 머리나 두피를 씻기 위한 것이므로 아토피 아이의 민감한 피부를 자극한다. 비교적 순한 베이비용 샴푸제도 마찬가지다. 그래서 나는 머리를 감을 때 세안용 비누를 사용하도록 지도한다.

  샴푸제를 사용하지 않은 것만으로 가려운 습진이 사라진다면 굳이 의사에게까지 올 필요가 없다. 또한 단순한 대중요법이더라도 바르는 약처럼 부작용이 적은 약으로 단기간 내에 증상이 낫는다면, 그 이상의 치료는 불필요하다. 나머지는 생활 속에서 재발을 방지하기 위해 얼마나 노력하느냐에 달려 있다.

식사요법은 원인요법이 아니다

아토피 때문에 고생하는 아이의 부모는 의사에게 "더 근본적인 치료를 하고 싶습니다."라며 호소 아닌 호소를 자주 한다. 하지만 근본적인 치료라는 게 도대체 무엇일까? 아토피 체질을 고치려는 것일까?

  하지만 아토피 체질은 유전자를 조작이라도 하지 않는 한 인간의 손으로 개선하는 것이 불가능하다. 식사요법을 대중요법의 반대 의미, 즉 원인을 찾아내서 근본적으로 치료하는 원인요법이라고 착각하는 사람도 있다. 하지만 이것 역시 알레르기의 원인물질을 피해서 증상을 억제하려는 대증요법에 지나지 않는다.

약을 제대로 사용한다

그냥 약을 바르는 것만으로 효과가 있을까? 이런 의심이 들면 약을 바르는 방법도 대충대충 넘어가게 된다. 자연히, 방법이 틀렸으니 잘 낫지도 않고, 결국에는 몇 주일씩 계속해서 약을 바르게 되므로 부작용 위험도 그만큼 커진다. 약을 바를 때는 충분히 바르고, 증상이 호전되면 약을 멈춘다. 이것이 부작용을 줄이는 방법이다.

생활 속에 숨어 있는 아토피피부염의 원인을 알아내는 방법이나 피부를 강하게 만드는 방법, 약을 제대로 바르는 방법은 3장에 정리되어 있다. 이것저것 생각하기 전에 우선 실행해보자. 싱거울 정도로 문제가 간단히 해결될 수도 있을 것이다.

어른이 되면 자연히 낫는다?

▶▶ 다 나은 것처럼 보이는 것일뿐 아토피의 소인은 사라지지 않는다

Q ▶ 아토피피부염은 자연히 낫는다는 말이 있지만, 반대로 더 심해지거나 커서도 낫지 않는 아이가 늘어나고 있다고도 합니다. 어느 쪽이 사실인가요?

아토피피부염은 초등학교에 들어가지 전까지는 낫는다고 흔히들 말한다. 실제로 습진은 아기 때부터 2~3살 정도의 아이들에게 많고, 사춘기가 돼서 제2차 성징이 완성될 쯤에는 증상이 완전히 사라지는 경우가 많다. 하지만 이것은 어디까지나 겉으로 그렇게 보이는 것일 뿐 실제로 다 나은 것이 아니다. 최근의 한 보고서에 따르면 아이 때 생겨서 어른까지 지속되는 경우가 약 40%로 점점 높아지고 있다.

피부의 지방이 많이 나오면 증상이 가라앉는다

아이가 자라서 아토피피부염이 다 나은 것처럼 보여도 아토피 체질 특유의 피부의 민감성은 변하지 않는다. 다만, 피부의 생리상태가 크

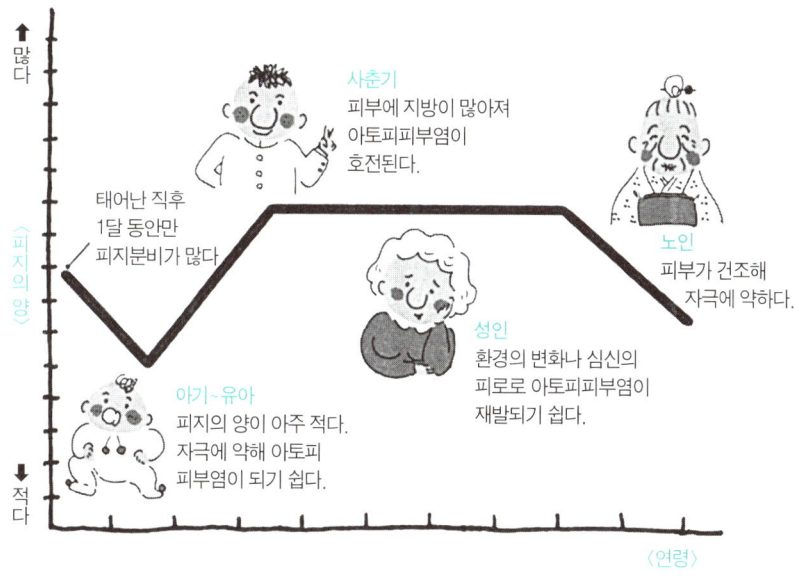

게 변해서 피부의 지방이 많이 나오거나 피부 표면의 각질이 두꺼워져 어느 정도의 자극에는 반응하지 않게 된다. 아토피가 젊음의 에너지로 사람들의 눈을 속이고 있는 시기가 바로 청춘시대다.

따라서 사춘기에 아토피피부염이 급격히 줄어든다고는 해도, 미리미리 조심해야 한다. 멋부리는 데 너무 매달려 매일 아침마다 머리를 감거나 얼굴이나 몸을 때타월로 빡빡 문질러 씻거나, 질 나쁜 화장품을 바르거나, 피부에 부담이 되는 행동을 하면 반드시 재발하게 된다. 아토피피부염이 커서도 잘 낫지 않거나 더 심해지는 데는 바로 이런 행동들과 관계가 깊다.

또한 여성은 결혼한 뒤 집안일로 손을 혹사시키면 여름에도 손이 거칠어지는 경우가 있고, 노인이라도 아토피피부염으로 병원을 찾아오는 사람이 상당수 된다. 아토피피부염은 평생 같이 간다고 생각하는 편이 오히려 좋을 것이다.

피부를 튼튼하게 하면 증상은 억제할 수 있다

그렇다고 실망할 필요는 없다. 사춘기가 돼서 피부가 튼튼해지면 증상이 안 나타난다는 것은, 반대로 말하면 유아기의 습진도 피부를 튼튼하게 단련시키면 약이나 병원에 그다지 의존하지 않고도 개선된다는 말이다.

피부는 내장기관과 달리 만질 수도 있고 눈에도 보이므로 그만큼 단련하는 게 간단하다. 이 책에서는 바로 이 점에 포인트를 맞추어 여러 가지 단련법을 소개하고 있다. 그 중에서도 가장 간단하고 확실한 것은 햇볕을 충분히 쬐어 피부를 검게 하는 일광욕 요법이다. 176~179 쪽에 방법이 소개되어 있으므로 반드시 시험해보기 바란다.

가벼운 가려움증이나 콧물에 너무 신경 쓰지 말 것!

나는 때때로 "아토피 같은 것은 고치지 않아도 괜찮지 않나…." 하고 생각할 때가 있다. 요즘은 아이 몸에 이상이 생기면 병의 진짜 원인을 냉정하게 생각할 마음의 여유를 잃어버리는 부모가 늘어나고 있다. 뿐만 아니라 식사 제한이나 조깅·수영 같은 육체적 단련을 강제로 시키거나, 손에 습진이 생긴다는 이유로 흙장난을 금지하는 등 아이에 대한 관리를 무조건 강화하는 경향이 짙어지고 있다. 이것은 상당히 위험한 사고방식이다.

내가 3년 이상 진찰을 맡고 있는 환자 중에 대기업 부장의 아들이 있다. 그 아이를 처음 만난 것이 중학교 3학년, 즉 수험생 때였다. 고등학교 입학시험이 코앞인데 아토피피부염이 악화됐다고 아이 아버지는 걱정이 이만저만 아니었다. 빨리 나을 수 있도록 연고와 항히스타민제를 처방하자 약의 부작용을 우려해 부모가 주저하는 기색을 보였다. 그때 나는 실례를 무릅쓰고 이렇게 말했다.

"시험은 전쟁과 같습니다. 조금이라도 후회가 남게 되면 장래에 큰 영향을 미치므로 지금은 약에 대해 신경 쓰는 것보다 조금이라도 빨리 가려움증을 없애야만 합니다. 아버님처럼 지나치게 과민한 부모의 태도가 아토피피부염을 악화시키는 진짜 원인일 수도 있습니다."

이 말에 아이 아버지는 무척 화가 난 것 같았지만, 어쨌든 약으로 습진이 눈에 띄게 호전되고 원하던 학교에도 합격하였다. 아토피에 가장 좋은 것은 마음의 자립심을 키우는 것이라는 내 조언에 귀 기울여, 고등학교 1학년 여름방학에는 미국에 단기유학을 가는 등 정신과 육체 모두 건강하게 성장했고, 습진 증상도 아주 가벼워졌다.

식사요법에 신경을 쓰는 엄마들 중에도 이런 사례처럼 부모가 납득하기 위한 치료를 고집하는 사람들이 많다. 아이가 영양실조에 걸리게 만드는 극단적인 식사조절의 문제점을 알아차리지 못하는 경우까지 발생하니 너무나 어리석지 않은가.

병 때문에 야단법석을 떠는 것보다 일상생활에 지장이 없을 정도의 가려움증이나 콧물, 가벼운 천식 발작 등은 너무 신경 쓰지 말고 그냥 내버려두는 용기를 가지는 것이 최고의 치료법이 아닐까?

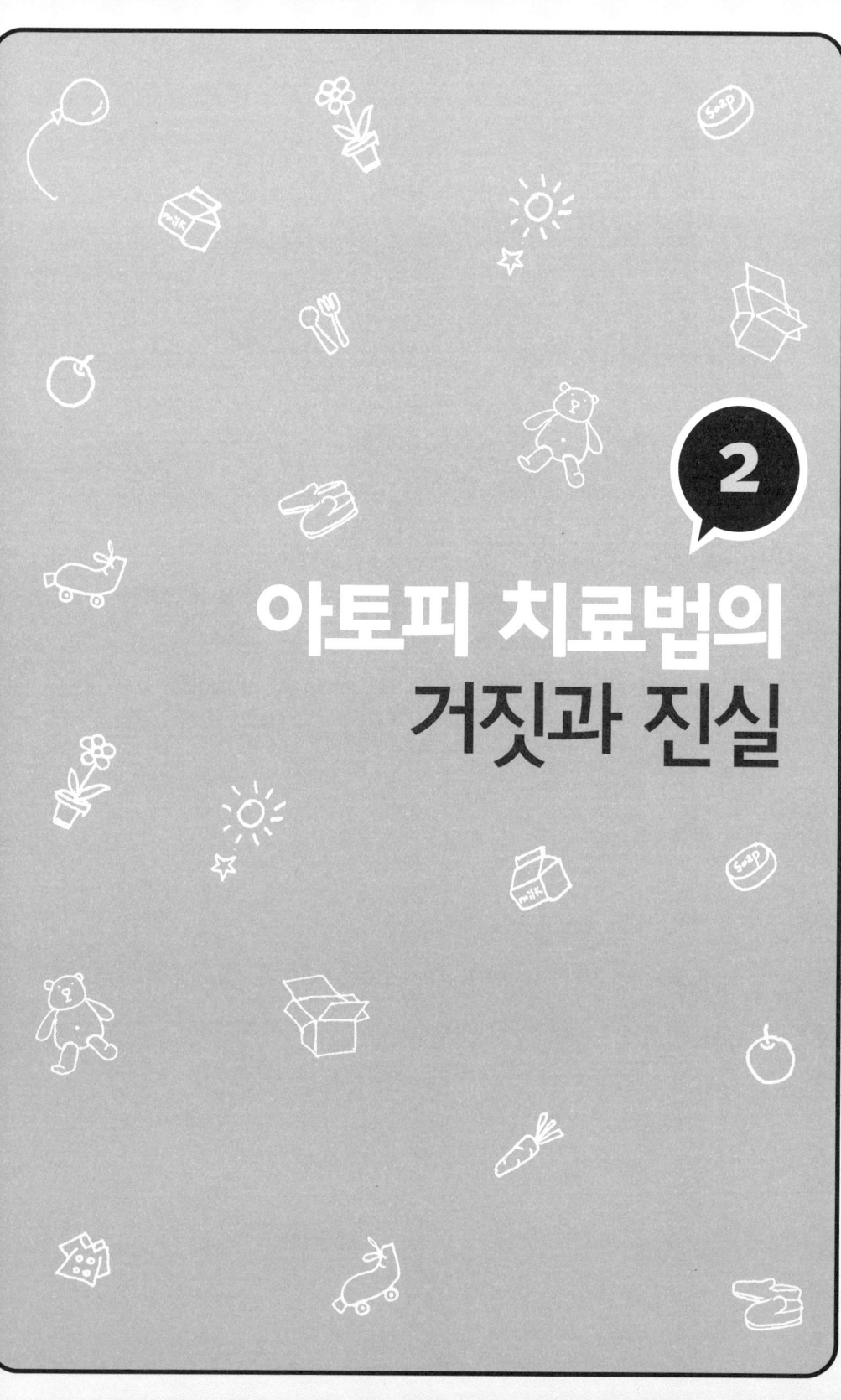

2

아토피 치료법의
거짓과 진실

아이에게 부담을 주는 치료법은 처방하지 않는다

아토피피부염은 정말 맹렬하게 가렵다. 낮 동안은 건강하게 뛰어놀다가도 밤중에 잠자리에 들면 "엄마, 긁어 줘."로 시작해 여기저기 북북 긁어대느라 잠을 자지 못한다. 아이의 투정도 하루이틀이면 느긋하게 들어줄 수 있다. 오랜 기간 계속되면 부모가 지쳐서 아이의 투정을 받아줄 마음이 들지 않게 되고, 그러다 보면 아이보다 부모가 더 심각해질 수 있다.

길게 보고 치료방침을 생각한다

성격이 급한 사람은 "그만 긁어!"라고 화를 낸 뒤 자기혐오에 빠지기도 할 것이다. 걱정이 많은 사람은 스테로이드제의 부작용을 걱정하거나 화제가 되고 있는 식사요법을 해볼까 망설이기도 한다.

그럴수록 마음을 가다듬고 냉정히 생각해보자. 여러분이 지금 하려고 하는 치료법, 그것의 좋고 나쁨은 무엇을 기준으로 판단하고 있는지 말이다. 효과의 확실성인가, 아니면 부작용의 유무인가?

의료 현장에서는 바르는 약을 중심으로 하는 외용요법 외에 알레르겐을 조금씩 주사해서 이에 대한 항체를 만들기 어렵게 하는 감감작요법(減感作療法 : 탈감작요법) 등 다양한 시도를 하고 있다. 이것은 아직까지 완전한 치료법이 없다는 것을 뜻한다. 아토피피부염과 같은 체질적인 질환은 단기간에 깨끗이 낫는다고 생각하지 말라. 오늘날의 치료법 중에서 알레르기가 일어나는 메커니즘 그 자체에 직접적으로 작용하는 것은 감감작요법밖에 없는데, 그마저도 효과가 확실하다고 잘라 말할 수는 없다. 치료로 체질을 바꿀 수는 없다. 그렇다면 효과나 부작용에 대해서만 생각해서 무슨 소용일까?

가장 중요한 것은 아이의 성장을 막거나 마음에 부담을 주는 치료법은 실험상의 데이터로 다소 효과가 있었다고 해도 결코 사용해서는 안 된다. 부모의 심리적 부담이나 물리적·경제적 부담이 너무 커지는 치료법도 안 된다. 엄마는 아이를 위해서라면 어떠한 희생도 감수하겠지만 치료 때문에 부모가 위기에 몰려서는 그 치료가 오래 갈 수도 없고, 아이에게도 악영향을 미치게 된다.

습진에 신경 쓰지 말고 늠름한 심신을 만든다

실은 내 아들도 아토피피부염을 앓은 경험자다. 지금은 성인이 되었지만 아들이 어렸을 때 나는 공부하는 것을 금지했다. 시험 전에 아이가 책상 앞에 앉아 있으면 "바다로 가거라, 친구들과 놀아라, 산에 올라라." 하면서 아이를 밖으로 내몰았다.

스트레스가 쌓이면 가려워진다. 즐겁게 놀다보면 가려움 같은 건 잊어버리게 되고, 그 결과 습진도 나타나지 않는다. 쉽게 낫지 않는 습진에 일일이 신경을 곤두세우는 것보다 몸을 단련하거나 친구와 즐겁게 놀면서 스트레스를 해소하는 것이 가장 빠른 치료법이라고 생각한 것이다.

우리 집의 경우는 부모나 아이도 모두 별나서 극단적으로 보일지도 모르겠지만, 지금 당장 습진을 완벽하게 고치는 것보다는 아이가 건전하게 자라는 것이 더 중요하다. 이런 사고방식을 가지면 아토피에 대한 여러 가지 정보를 올바르게 판단할 수 있게 된다. 스트레스에 지지 않는 정신의 유연함과 강인한 육체를 만드는 방법이 멀리 돌아가는 것 같지만 가장 효과적인 '치료'이다.

아토피는 신문, 잡지에서
떠드는 것만큼 무서운 병은 아니다

최근 몇 년간 '아토피 붐'이라고 빈정거리고 싶을 정도로 신문이나 잡지에서 이 병을 자주 다루었다. 매스컴은 아무것도 아닌 것을 지나치게 선정적으로 다루는 경향이 있다. 아토피에 대한 제목만 봐도 화들짝 놀랄 만한 기사가 너무나 많다.

예를 들어 다음과 같은 글들이다.

'아토피피부염은 빨리 고치지 않으면 천식이 된다'
'천식이나 아토피피부염은 진드기가 원인'
'쌀이 알레르기의 원인이었다'

이런 기사들에서 어디가 틀렸는지 짐작할 수 있는가? 정답은 이 책을 찬찬히 읽으면 자연스럽게 알게 되겠지만, 그보다는 어째서 이렇게 잘못된 정보들이 버젓이 기사화되는지 살펴보자.

의사의 발언이 완전히 다른 형태로 와전된다

나는 몇 년 전 신문사 의뢰로 잘못된 샴푸법이 피부에 미치는 영향에 대해 이야기한 적이 있다. 우연히 2군데의 신문사에서 거의 동시에 이것을 기사로 다루었다.

A신문의 제목은 '잦은 샴푸제 사용은 주의해야'였다. 반면에 B신문은 '샴푸제는 피부의 적'이라고 표현해서 내용과 전혀 다른 말로 바뀌었다. 나는 샴푸제가 피부에 나쁘다는 말은 한 마디도 하지 않았다. 단지 피부가 약한 사람은 샴푸제가 얼굴에 묻지 않도록 주의하는 것이 좋다고 말했을 뿐이다. B신문을 읽은 사람들은 무서워서 머리를 못 감게 되지는 않았을까.

앞에서 언급한 아토피 관련 기사도 틀림없이 제대로 취재해서 작성한 것이라 생각한다. 하지만 쓰는 사람이 제멋대로 해석했기 때문에 의사의 말이 전혀 다른 형태로 표현되는 경우도 자주 있으므로 읽는 사람은 충분한 주의를 기울여야 한다.

비과학적인 선전에 주의한다

식사요법의 문제나 진드기에 대해 이야기할 때 의사는 자신의 주장이 반드시 결정적인 원인이라든가 완전한 치료법이라고 생각하지는 않을 것이다. 의사가 이야기한 방법들은 모두 아토피피부염 환자의 가려움증을 억제하기 위한 대중요법의 하나로 시험하고 있는 것들이다.

　아토피피부염의 원인이나 발병 메커니즘은 아직 명확하게 밝혀지지 않았다. 알레르기에 대해서도 모르는 것투성이다. 우리 의사들은 환자의 고통을 조금이라도 가볍게 하기 위해 여러 가지 시행착오를 거치고 있는 단계에 머물러 있다. 유전자 조작까지 가능한 시대가 됐지만, 현대의학은 아직 아토피피부염의 메커니즘조차 해명하지 못하고 있다는 인식을 갖는 것이 중요하다.

　'아토피는 이것으로 낫는다' 는 식의 민간요법도 많지만, 아무쪼록 비과학적인 선전에 휘둘리지 않도록 주의하자.

바르는 약을 잘 사용할수록 빨리 치료된다

피부과에서는 옛날부터 '의사가 약을 바르면 잘 낫지만 환자가 자기 손으로 바르면 낫지 않는다'는 말이 있다. 의사는 바르는 약의 작용을 잘 알고 있기 때문에 어느 정도의 양을 어느 곳에 어떻게 바르면 최소의 양으로 최대의 효과를 얻을 수 있는지를 생각하며 바른다. 하지만 환자는 바르는 약은 그냥 바르는 것일 뿐이라고 생각하므로 대충대충 바른다.

아토피피부염의 경우, 습진이 생긴 부분만 바르지 말고 얼핏 보기에 깨끗해 보여도 그 자리가 거칠거칠해지기 시작하면 습진이 곧 나타난다는 뜻이므로 미리 약을 바르면 악화되는 것을 막을 수 있다. 또한 자기 전에 가려워지기 시작하면 그제야 약을 바르는 사람이 많은데 이러면 이미 늦다. 저녁에 일찌감치 목욕을 하고 잠들기 2시간 이상 전에 약을 발라두면 약한 스테로이드제로도 충분히 효과를 볼 수 있다.

내복약은 잊지 않고 잘 챙겨먹으면서 바르는 약은 어째서 이다지도 대충대충인지 이해하기 어렵다. 내복약은 혈액을 통해 온몸을 순회한 후 마지막으로 피부에 도달해서 그제야 효과가 나타난다. 반면에 피부약은 피부에만 작용해서 훨씬 안전하다. 그러므로 바르는 약을 잘 사용하는 편이 훨씬 중요하다. 약을 제대로 바르는 방법도 모르면서 알레르기성 피부염을 치료하려고 하다니 생각할 수도 없는 일이다.

가려움증이 멈추면 모든 것이 OK!

아토피피부염이 어떤 병인지 다시 한 번 생각해보자. 이 병은 피부가 건조해지거나 우둘투둘한 것이 나고 코끼리 피부처럼 두꺼워지는 등 여러 가지 증상이 나타난다. 발병 메커니즘도 상당히 복잡하다.

하지만 습진이 생기는 직접적인 원인은 한 가지로 가려운 곳을 긁는다는 행위다. 가려워도 긁지만 않으면 습진이 되지는 않는다. 예를 들어 달걀 알레르기가 있는 아이에게 달걀을 먹이면 처음에는 가렵기만 할 뿐이다. 붕대를 감아서 못 긁게 하면 약을 바르지 않아도 자연스럽게 낫는다.

그런데 피부를 긁으면 살갗의 표면조직이 파괴되므로 피부에 상당한 부담이 된다. 아토피가 아닌 건강한 피부라도 상처가 있을 때에는 음식 국물이나 땀이 배여들면 아프다. 아토피가 있는 아이의 피부는 겉으로 보기에는 깨끗해 보여도, 확대해서 보면 표면이 거칠고 상처가 나기 쉬운 상태다. 눈에 보이지 않는 작은 상처도 아주 많다. 따라서 옷이 피부에 닿는 것만으로도 가려움증을 느끼고, 그것을 긁으면 습진이 되는 것이다.

그래서 나는 '가려움증만 멈추면 모든 것이 OK'라고 생각하게 되었다. 그리고 약을 제대로 바르고 낮 동안은 건강하게 마음껏 뛰어놀게 하며, 밤에는 가려움증을 멈추는 약을 사용하는 등 아이가 어떻게 하면 긁지 않는지 여러 가지 방법을 연구했다.

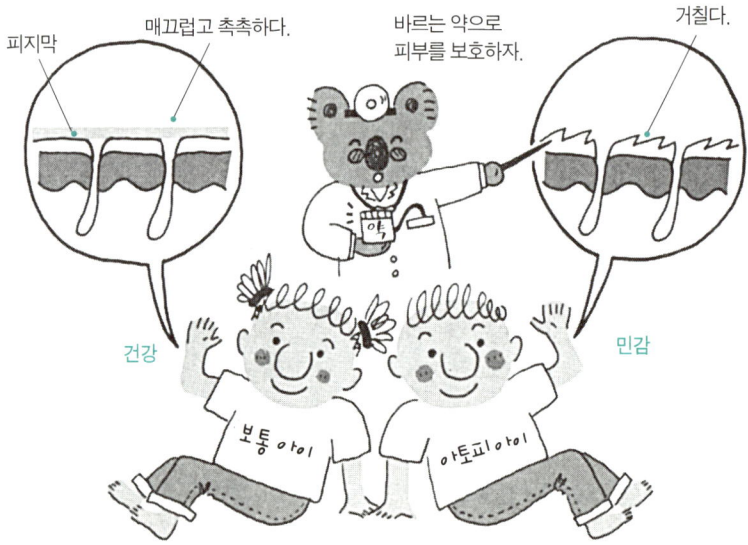

아토피가 아니더라도 아이의 피부는 원래 민감하다

조금만 자극을 받아도 가려워지는 민감한 피부는 아토피 아이에게만 한정된 것이 아니다. 신생아나 유아의 피부는 수분을 많이 함유하고 있으므로 겉으로는 주름살 하나 없는 이상적인 피부로 보이지만, 실제로는 피지의 분비가 적어서 노인의 피부와 마찬가지로 건조해지기 쉽다.

피지는 천연 크림과 같은 것으로 피부 위에 막을 만들어 피부를 보호하는 역할을 한다. 하지만 아이의 피부는 피지가 적으므로 까칠까칠하고, 외부의 여러 자극을 직접 받게 된다. 반대로 어른의 피부는 각질이 두꺼우므로 투명도가 낮고, 피지도 많이 나오므로 자극에도 강하다.

무리하게 고치려고 하지 말고 느긋하게 사귀어 나간다

강조하고 싶은 것은 아토피 아이의 피부가 민감한 것은 대부분 아이들의 '미숙한' 피부에 대해 잘 알지 못하는 데 원인이 있다는 점이다.

알레르기를 일으키는 반응도 마찬가지다. 모든 사람이 알레르기에 반응하는 기질을 갖고 있지만, 아토피가 있는 사람은 그 반응을 일으키는 비율이 높을 뿐이다. 괜히 과장해서 생각할 필요가 없다. 천식이나 알레르기성 비염 같은 것도 기본적으로는 목이나 코의 점막이 보통 사람보다 조금 민감한 것뿐이라고 생각하고 느긋하게 대처하는 것이 바람직하다.

특히 아토피피부염은 사춘기에 자연스럽게 좋아지므로 그때까지 바르는 약이나 가려움을 멎게 하는 약으로 견뎌나가는 것도 괜찮다. 아무런 해가 없기 때문이다.

되도록 약을 사용하지 않고 근본적으로 치료하고 싶다는 부모의 마음도 이해가 가기는 한다. 그렇지만 체질을 개선할 생각에 극단적으로 식사 제한을 하거나 잦은 검사로 병원이라면 질색하게 만드는 등 자신도 모르는 사이에 아이에게 무리한 것을 강요하고 있지는 않은지 잘 생각해보자.

그보다는 아이에게 직접 약을 바르게 하거나 긁지 않기 위해서는 어떻게 하면 좋은지 함께 이야기하는 등 부모와 아이가 협력해서 '습진을 극복한다'는 긍정적인 자세를 가지는 것이 중요하다.

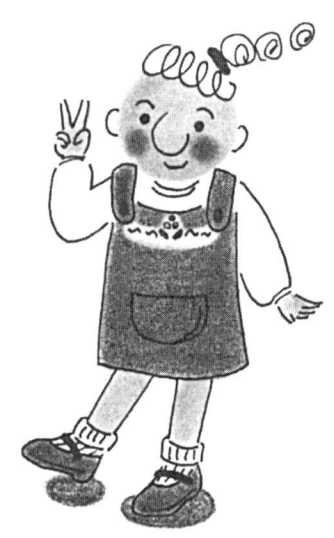

습진이란 어떤 상태를 말하나요?

습진은 여러 가지 타입이 있는데, 피부 표면에서 가까운 부분(표피)에 부종(붓기)이 생기는 것이 공통점이다. 일반적으로 말하는 '붓기'는 얼굴이나 다리가 부을 때처럼 피부 전체에 수분이 많아진 상태를 가리킨다. 그러나 습진의 경우에는 표피의 세포나 세포 사이에 부종이 생긴다. 그래서 겉으로는 거의 표가 나지 않는다. 희미하게 붉어지거나 기껏해야 작은 뾰루지 같은 것이 보일 뿐이다.

  부종은 외부에서 들어온 적을 방어하려는 림프구의 반응이 나타난 것이다. 이 상태의 피부는 자극에 대해 민감하므로 긁으면 진물이 나거나 심한 경우에는 염증이 생기기도 한다.

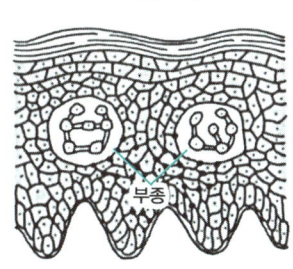

비듬은 무서워!
거짓말 같은 진짜 이야기

아토피 아이의 피부는 민감하다. 겨드랑이에 옷이 닿은 것만으로도 가려워진다. 그 민감함의 정도는 상상할 수 없을 정도이다.

진드기 알레르기의 경우, 진드기의 배설물이 원인이 될 경우가 많기 때문이다.

비듬이 피부에 붙으면 피부가 붉어진다

진드기는 인간의 비듬을 먹고 산다. 진드기의 배설물이 나쁘다면 인간의 때나 비듬 등 몸의 표면에서 떨어진 세포의 껍질도 좋지 않을 것이다. 실제로 아토피피부염 환자의 피부에 때나 비듬을 붙여 이틀 정도 그대로 두고 상태를 지켜보는 첩포시험을 했더니 확실히 붉게 부풀어오르는 반응이 나타났다.

조금 전까지 자기 몸의 일부였던 것이 피부를 자극하다니 믿기 힘들겠지만, 피지나 땀, 눈물이 오랫동안 피부에 남아 있으면 민감한 피부는 짓무르고 붉어진다. 더운 여름날 흘린 땀을 씻지 않고 그대로 두면, 저녁 무렵에 얼굴이나 목 등 땀이 밴 부분이 맹렬히 가려워지는 경험은 누구라도 있을 것이다. 이렇게 보면 비듬이 피부에 나쁘다는 것도 그렇게 이상한 일만은 아니다.

자주 씻기고 부지런히 옷을 갈아입혀 습진을 예방한다

비듬이나 때의 자극에서 피부를 지키기 위해서는 어떻게 하면 좋을까? 말할 것도 없이 매일 머리를 감고 몸을 비누로 정성껏 씻는 것이다. 물론 속옷을 자주 갈아입히는 것도 중요하다.

　얼굴은 아침저녁 2번씩 씻으면서 옷은 하루에 1번만 갈아입히는 사람이 많은데, 옷이 더러워지면 즉시 갈아입히는 것이 좋다. 아이의 피부는 어른보다 신진대사가 활발하므로 피부 표면에서 때가 계속 떨어져 나와 속옷에 붙는다. 그대로 낮잠이라도 자다가는 알레르기를 유발하는 첩포시험을 하고 있는 것과 똑같다.

　갓난아기나 유아는 한번 신나게 놀면 땀을 흠뻑 흘리기 마련이므로 즉시 옷을 갈아입히는 것이 좋다. 보육원 같은 곳에서는 낮잠을 잘 때 잠옷으로 갈아입히고 재우는 것 같은데, 아이가 잠이 깨면 귀찮더라도 청결하게 세탁해 놓은 옷으로 다시 갈아입히도록 한다. 부지런히 옷을 갈아입고, 기온에 따라 스스로 옷을 조절해서 입는 것은 자립을 위한 중요한 교육이기도 하다.

일상생활 속에서 피부에 자극을 주는 요소를 줄이기 위해서는 옷뿐만이 아니라, 음식물이 묻은 손으로 몸을 만지지 않도록 해야 한다. 마찬가지로 화장실에서 볼일을 본 후에는 반드시 엉덩이를 씻기는 등 여러 가지 노력이 필요하다. 청결한 피부를 유지할 것! 이것이 피부의 자극을 줄이기 위한 가장 중요한 기본방침이다.

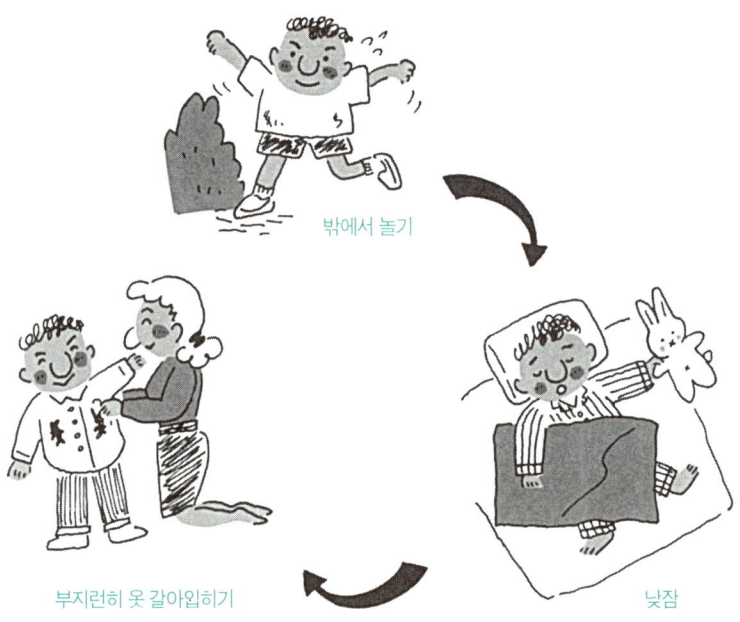

피부를 강하게 만드는 데는
일광욕 요법이 좋다

아토피피부염이 생기기 쉬운 아이는 이상 체질이 아니라 피부가 미숙하고 민감할 뿐이다. 질적으로 이상하다면 어떻게 할 도리가 없겠지만, 다른 아이들보다 민감한 정도가 조금 더 강한 경우, 즉 양적인 문제인 것이다.

그렇다면 피부를 강하게 만들면 되지 않을까? 이런 생각에 주안점을 두고 환자들에게 적극 추천하고 있는 것이 바로 피부과에서 건선 등의 치료에 시행하고 있는 광화학요법의 응용이다.

햇볕을 받으면 피부가 강해진다

광화학요법이란 어떤 종류의 약을 먹거나 피부에 바른 뒤 자외선을 쏘이는 치료법으로, 중증의 아토피피부염도 그 대상이다.

아이의 아토피피부염은 약 같은 것은 사용할 필요 없이 햇볕을 쪼

○○○ 아토피피부염의 치료법 ○○○

❶ 외용요법 = 피부를 보호하고 염증을 막는다.   ❷ 내복약 = 가려움증을 막아 긁지 않게 한다.

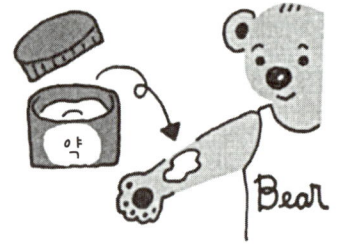
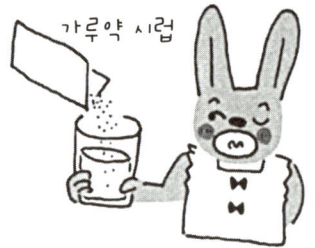

❸ 일광욕 요법   ❹ 일상생활 개선

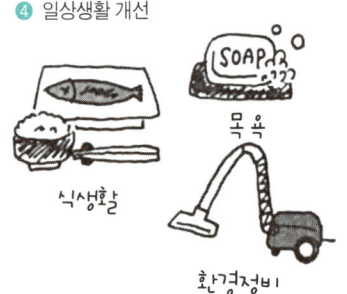

이는 것만으로도 충분한 효과를 볼 수 있다. 햇볕에는 알레르기 반응을 억제하는 작용이 있는데, 피부가 햇볕을 받으면 자외선을 차단하기 위해 각질이 두꺼워지고, 그 결과 외부의 자극에 강해진다. 따라서 습진을 예방하는 데 효과가 있는 것이다.

단, 갑자기 강한 햇볕을 받게 되면 피부가 새빨갛게 부풀어오르므로 주의해야 한다. 일광욕 요법의 포인트는 조금씩 시간을 들여 천천히 피부를 태우는 것이다. 그러면 따끔거리거나 꺼칠꺼칠해지는 일 없이 각질층이 건강하게 두꺼워진다. 뿐만 아니라 알레르기 반응이 일어나는 부위인 피부 그 자체의 감수성이 저하되므로 원인이 무엇이든 관계없이 효과가 확실하다. 물론 부작용을 걱정할 염려도 없다.

산, 바다에서 노는 것이 가장 효과적이다

최근 들어 해수욕으로 아토피피부염이 나았다는 보고가 있은 뒤부터 가정에서도 목욕할 때 소금으로 문지르는 사람들이 있는 것 같다. 하지만 해수욕 효과는 바닷물이 아니라 햇볕에 있다. 게다가 바닷가에서 정신없이 노느라 피부에 신경 쓰지 않게 된 것도 효과를 증진시키는 데 한몫 했으리라 생각한다.

1년 내내 햇볕에 그을린 검은 피부를 유지하면 아토피피부염은 걱정하지 않아도 될 것이다. 그러려면 아이를 밖에서 놀게 해야 한다. 가능하다면 잔뜩 찌푸린 도시의 하늘 아래가 아니라, 바다나 산의 맑은 공기 속에서 마음껏 뛰어놀게 하는 것이 최고다.

단, 더운 날씨에 햇볕을 많이 쬐면 땀으로 인해 오히려 습진이 악화되는 경우도 있다. 176~179쪽을 참조해서 올바른 일광욕 요법을 실행하도록 하자.

몸에 저항력이 생기면
알레르기 반응은 막을 수 있다

알아두면 좋은 '올 오어 논(all or none)' 법칙

여러 가지 검사로 진드기가 알레르기의 원인이라든가 달걀이나 우유가 나쁘다는 말을 듣고 걱정하는 사람이라면 이것을 반드시 알아두자. 바로 알레르기에는 '올 오어 논(all or none : 전부 아니면 전무)'이라는 법칙이 있다는 것이다. 이 말은 원래 생리학 용어로서 근육이나 신경이 흥분할 때는 자극이 어느 일정한 수치에 도달해야만 반응이 일어난다는 것을 뜻한다.

달걀 알레르기의 경우를 예로 들어보자. 몇 그램 또는 몇 밀리그램인지는 사람마다 차이가 있지만, 체내에 들어오는 달걀의 양이 일정량 이상이 되지 않으면 알레르기 반응이 일어나지 않는다. 어느 수치를 경계로 그 이상이 되면 반드시 반응이 일어나지만, 그 이하의 양이라면 전혀 먹지 않는 것과 마찬가지로 반응이 안 일어나는 것이다.

조금 먹었다고 반응이 조금 일어나고, 많이 먹었다고 아주 심한 반응이 일어나는 것이 아니다. 이것은 천식, 아토피피부염, 두드러기 등 모든 알레르기에도 똑같이 적용되는 원칙이다.

알레르겐의 양이 늘어나도 괜찮을 정도의 몸을 만든다

더욱 중요한 것은 일단 몸 속에 생긴 알레르기를 완전히 없애기는 어렵겠지만 체내에 침입한 알레르겐(알레르기 원인물질)의 양이 어느 정도까지라면 반응을 일으키지 않고 넘어갈 수 있는지, 그 허들(경계 수치)의 높이를 바꿀 수 있다는 점이다.

알레르기의 허들을 무리 없이 넘어가기 위해서는 심신이 튼튼하고 자립심 강한 아이로 키우는 것이 가장 좋은 방법이다. 건강한 아이는 알레르겐이 체내에 들어와도 어느 정도까지는 허들을 넘어갈 수 있으므로 반응을 일으키지 않고 견딜 수 있다. 그러나 허약한 아이는 소량의 알레르겐에도 즉시 반응을 일으킨다.

알레르기의 메커니즘은 상당히 복잡해서 심리적인 것에도 영향을 받을 뿐 아니라, 앞에서 언급했듯이 피부 그 자체의 민감성과도 관계가 있다. 또한 감기에 걸렸을 때처럼 몸의 저항력이 떨어지면 증상이 더 쉽게 나타난다. 꾸중을 들으면 몸을 긁어대거나 피곤해서 기분이 안 좋으면 가려워지는 등 심신의 스트레스 역시 크게 작용한다.

앞에서 나는 현재의 의학 수준으로는 알레르기를 쉽게 일으키는 체질을 고칠 수 없다고 했다. 그리고 저항력을 강하게 하는 것이야말로 가장 효과적인 치료법임을 몇 번이나 강조했다. 이렇게 말하는 근거 중 하나가 바로 '알레르기는 올 오어 논' 이라는 법칙이 적용되기 때문이다. 이러한 의미에서 알레르기를 극복하는 주역은 의사가 아니라 부모라고 할 수 있다.

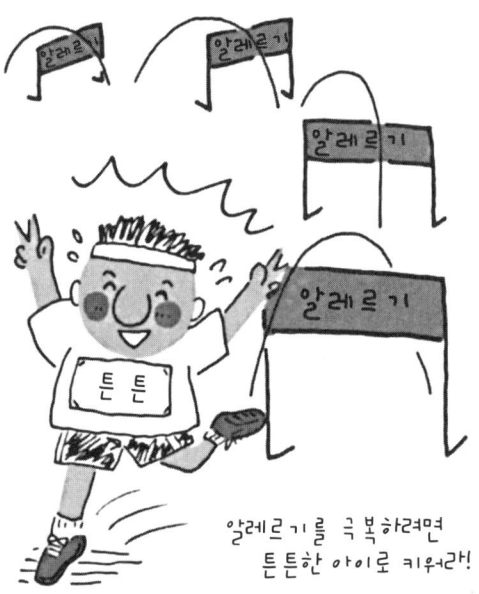

알레르기를 극복하려면 튼튼한 아이로 키워라!

음식이나 먼지를 두려워하면
아토피를 극복할 기회를 놓친다

알레르겐을 먹으면 탈감작할 수 있다

'탈감작(脫感作)'. 일반인에게는 낯선 말이지만, 이것이야말로 알레르기를 극복하기 위한 키워드다. 자세한 설명을 하기 전에 한 가지 예를 들어보자.

옛날부터 옻은 알레르기를 일으키기 쉬운 식물로 알려져 있다. 그러면 옻칠을 업으로 하는 장인들은 옻에 옮지 않기 위해 어떤 예방책을 썼을까? 놀랍게도 옻나무 잎을 튀겨서 먹었다고 한다.

이처럼 한번 알레르기를 일으킨 원인물질에 대해 더 이상 알레르기 반응을 일으키지 않게 된 것을 '탈감작'이라고 한다.

'감작'은 알레르겐(알레르기의 원인물질)이 몸 속에 들어왔을 때 그것을 '적'으로 인식하고 없애려고 하는 물질(IgE 등의 항체)이 만들어지는 것을 말한다. 달걀을 먹으면 두드러기가 생기거나 먼지를 마시면 호흡이 곤란해지는 증상은 알레르겐과 항체가 반응을 일으키는 것이 방아쇠가 되어 발생한다.

'감작'이란 달걀, 먼지 등 보통은 없애지 않아도 되는 물질에 대해 항체를 만드는 것이다. 그리고 '탈감작'은 그 항체가 만들어지지 않게 되는 것을 말한다.

탈감작을 하기 위한 가장 간단한 방법이 '먹는 것'이라는 것은 피부과의 상식이다. 이것을 옛날의 옻 장인들은 경험으로 알고 있었던 것이다.

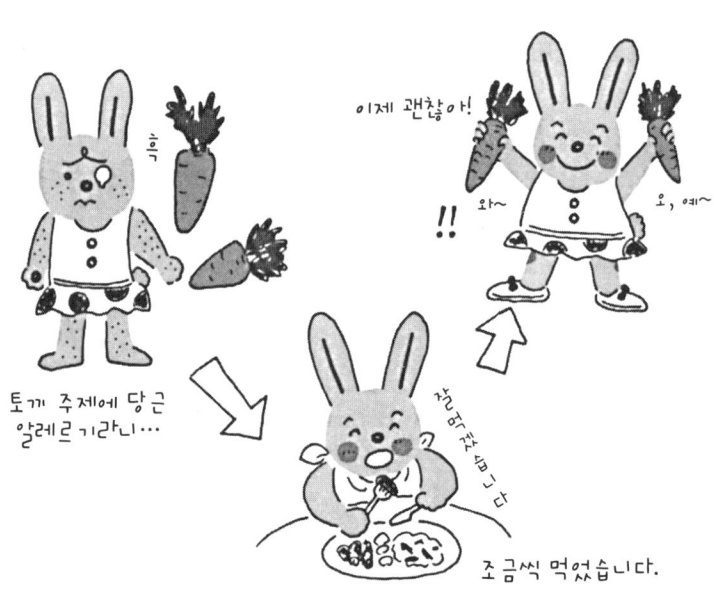

음식물이 알레르겐이라면 탈감작하기 쉽다

입을 통해 몸 속으로 들어오는 알레르겐은 탈감작하기 쉽다. 매일 먹다보면 자연스럽게 탈감작이 일어날 가능성이 아주 높은 것이다.

식품 알레르기는 주로 어린아이에게 나타나며 어른에게는 드물다. 이것은 식품 알레르기를 보이는 어린아이들이 자라면서 대부분 자연스럽게 탈감작하기 때문이라고 생각할 수 있다. 어른의 경우에 알레르겐으로 발견되는 것은 금속이나 세제, 식물즙 등 피부에 접촉하는 것들이 압도적으로 많으며, 이들은 좀처럼 낫지 않는다.

실제로 이러한 알레르기의 치료경과를 관찰해 보면 흥미로운 사실을 알 수 있다. 갓난아기에서 두세 살 사이에 달걀이나 우유, 콩 등에 알레르기 증상이 나타났던 아이들의 상당수는 초등학교에 올라갈 무렵 이런 식품들을 먹을 수 있게 된다. 그리고 이때의 IgE 수치는 대부분 떨어져 있다. IgE 수치가 변함없이 높은데도 이런 식품들을 먹었을 때 증상이 나타나지 않는 경우도 있다. "그럼 예전의 검사에서 나타난 이상은 대체 뭐였지?"라고 물을지도 모르겠지만 이것은 분명한 사실이다.

원인물질에서 도망만 쳐서는 안 된다

일반적으로 알레르기 치료는 원인물질을 철저하게 피하는 것이 가장 좋은 치료법이라고 알려져 있다. 물론 불쾌한 증상을 없애는 데는 이 방법이 최선이다. 하지만 탈감작을 고려할 때 알레르겐에서 도망치

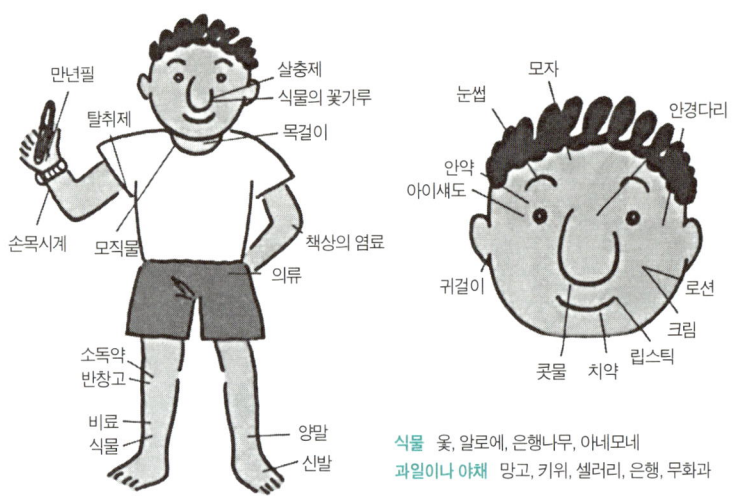

기만 해서는 근본적인 해결이 되지 않는다.

위의 그림에 표시된 알레르기를 일으키기 쉬운 물질은 극히 일부분에 불과하다. 인간은 알레르겐의 바다 속에서 살고 있는 것과 마찬가지기 때문이다. 아이가 성장해서 여기저기 돌아다니고 여러 가지 식품을 먹는다는 것은 감작의 가능성이 늘어난다는 것을 의미한다. 알레르기를 절대로 일으키고 싶지 않다면 알레르겐에 접촉하지 않으면 되지만, 그렇다고 무균실에 아이를 가둬놓고 키울 수는 없는 노릇이다.

물론 되도록 알레르겐을 피하게 해주는 배려는 필요하다. 하지만 달걀이 무섭고, 꽃가루가 겁나고, 먼지가 두렵다고 신경을 곤두세우는 것보다는 밖으로 나가서 적극적으로 여러 가지 경험을 하는 편이 교육적으로도 훨씬 유익하다. 게다가 알레르기 반응이 일어나는 데는 일정량 이상의 알레르겐이 필요하다. 그 이하로만 유지하면 문제 될 게 없으므로 알레르겐 제거 대책에 지나치게 예민할 필요가 없다. 어느 정도까지가 적당한지 잘 생각해서 자신이 할 수 있는 범위 내에서 실천하도록 하자.

아토피 아이에게는 파도타기, 스케이트가 좋다

일반적으로 천식이 있는 아이에게는 수영이 좋다고 하지만, 소독약의 해로움을 생각하면 피부과 의사 입장에서는 권하고 싶지 않다. 피부과의 입장에서 아토피 아이에게 좋다고 생각되는 것은 파도타기, 서핑, 스키, 스케이트이다.

이런 것들을 추천하는 첫 번째 이유는 바다나 산과 같은 자연 속에서 자외선을 쬘 수 있기 때문이다. 미끄러지거나 넘어지고 파도를 타는 행위는 두려움을 극복할 용기가 필요하므로 자신과의 싸움이라는 측면도 가지고 있다. 이것은 아토피를 극복하기 위한 가장 중요한 요소이다. 또한 전신의 균형감각이나 호흡법, 집중력을 키워주므로 자율신경과 밀접한 관련이 있는 알레르기성 질환에 아주 좋은 영향을 미친다.

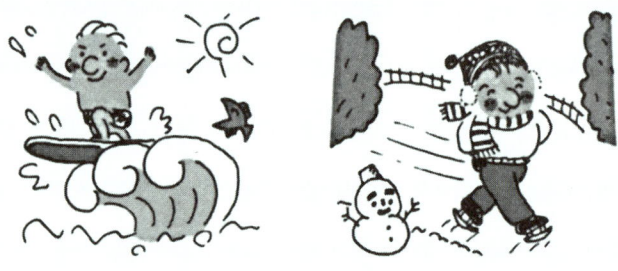

달걀이나 우유만 제거하는
어설픈 식사요법은 의미가 없다

가공식품이나 조미료도 제거해야만 한다

아토피피부염 때문에 병원을 찾는 환자들 중에는 이미 가정에서 엄마의 주도로 식사 제한을 하고 있는 경우가 많다. 하지만 어떤 식으로 하고 있는지 물어보면 대부분 고개가 절레절레 흔들어질 대답을 한다.

한 가지만 예를 들어보자. 달걀을 먹이지 않는다는 엄마에게 "식사요법으로 병을 고치고 싶으면 시금치나 딸기처럼 가려움증을 증가시키는 식품에도 주의하십시오."라고 충고를 하면 다음과 같이 되묻는다.

"케이크 위에 있는 딸기는 먹여도 괜찮습니까?"

정말 놀랄 일이다.

"넷? 케이크를 먹이고 계신가요? 케이크의 카스텔라나 크림에 어느 정도의 달걀이 들어가 있는지 모르셨습니까?"

이런 경우가 드물지 않다. 도대체 무엇 때문에 음식물을 제한하는지 전혀 이해하지 못한 채 그저 달걀만 못 먹게 할 뿐이다. 그리고 이런 엄마가 정말 많은 것 같다.

식사 제한의 목적을 모르는 사람이 많다

어떤 식품이 의심스러울 경우에 그것을 제거하는 목적은 2가지가 있다. 한 가지는 제거해보고 습진이 눈에 띄게 좋아지는지를 확인하기 위해서이고, 다른 한 가지는 현재 나타나는 증상을 가볍게 하기 위해서다. 따라서 달걀 그 자체만이 아니라 케이크나 쿠키, 마요네즈 등 달걀이 들어 있는 식품을 모조리 제한하지 않으면 전혀 의미가 없다.

달걀은 저렴하고 가공하기 쉬운 식재료이므로 '설마 이런 것에까지…'라고 생각되는 식품에도 폭넓게 사용되고 있다. 인스턴트 라면이나 우동의 건더기 수프, 인스턴트 카레나 어묵, 대부분의 빵이나 과자류 등 가공식품 중에 달걀이 들어 있지 않은 것을 찾는 것이 더 어려울 지경이다.(94쪽의 표 참조)

달걀 그 자체를 안 먹더라도 이런 식품들을 제거하지 않으면 매일 달걀을 먹는 것과 마찬가지다. 이렇게까지 하지는 않았는데 증상이 사라졌다면 그 사람의 아토피피부염은 달걀이 원인이 아니다. 이것은 쌀의 경우도 마찬가지다. 주식을 조나 피로 바꿔도 쌀겨 등을 이용한 식품을 먹어서는 쌀을 제거한 것이 아니다.

식사요법은 원인식품을 확정지은 다음 시작한다

이미 몇 번이나 지적했지만 특정 식품에 대한 IgE 수치가 높다는 것만으로 즉시 식사 제한을 할 필요는 없다. 하지만 실제로는 혈액검사 결과만 갖고 식사 제한을 시작하는 경우가 대부분이다.

   의사들도 IgE 수치가 전부는 아니라는 것은 알고 있지만, 정말로 원인물질인지를 조사하는 데 시간과 수고가 워낙 많이 드는 터라 결국 본의 아니게 어설프게 동의하고 만다. 하지만 먹고 싶은 것을 못 먹게 하는 것 자체가 어린아이에게는 너무 큰 고통이라 그 스트레스로 인해 오히려 습진이 악화되기도 한다. 중대한 문제이므로 식품 알레르기가 정말로 맞는지 확인한 후에 식사요법을 실시하도록 하자.

식사요법을 하려면 본격적인 제거 테스트를 실시하라!

천식이나 아토피피부염 등 아토피성 질환은 상태가 좋아질 때까지 시간이 꽤 오래 걸린다. 그래서 도중에 치료법에 대한 망설임이나 혼란이 생기는 것도 어쩌면 당연한 일이다. 이때는 우선 마음의 정리가 필요하다.

식사가 신경 쓰인다면 제거 테스트를 해서 정말로 음식이 원인인지를 확인한다. 그 결과로 반드시 해야만 하는 것과 자신이 할 수 있는 범위 내에서 하는 것을 확실히 구분지으면, 침착하게 대응할 수 있을 것이다.

식사요법의 필수항목 3단계
식사요법을 실행할 때에는 반드시 다음의 3단계대로 진행하는 것이 중요하다.

❶ 원인물질을 제거한다　의심 가는 식품을 엄격하게 제거한 다음 증상이 사라지는지를 관찰한다.

❷ 유발 테스트를 한다　증상이 사라지면 의심 가는 식품을 먹어보고 증상이 유발되는지를 테스트한다.

❸ 식사요법의 방법을 정하고 실행한다　증상이 유발되지 않는 범위 내에서 조금씩 그 식품을 메뉴에 첨가시켜, 어느 정도까지 먹어도 괜찮은지 검토하면서 제거 정도를 결정한 후 식사요법을 계속한다.

○○○ 식사요법의 3단계 ○○○

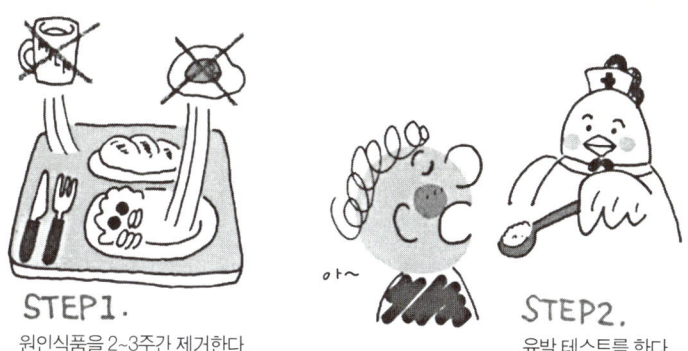

STEP1.
원인식품을 2~3주간 제거한다.

STEP2.
유발 테스트를 한다.

STEP3.
제거 정도에 대한 기준을 정해서
식사요법을 계속해나간다.

본격적으로 제거하기에는 곤란한 점이 너무 많다

❶ ~ ❷까지는 각각 단계별로 상당히 어려운 문제점이 있다. 우선 ❶단계에서는 식품 알레르기에 의한 아토피피부염의 경우, 제거 효과가 금방 나타나지 않는다. 적어도 1~2주일 걸리는 것이 보통이다. 쌀이나 밀의 경우에는 몇 달씩 걸리는 경우도 있다. 그렇다고 그 동안 식사를 전혀 안 할 수는 없으므로 정말 제거 효과가 있는지 확인하는 게 아주 힘들다.

또한 식품 알레르겐이 하나뿐이라고 단정지을 수는 없으므로 달걀과 우유, 쌀과 밀 등과 같이 2~3종을 조합해서 제거해본다. 쌀과 밀이 의심되는 경우는 92쪽의 표에 나와 있는 식품을 전부 제외한 식사를 한다. 조리한 상태에서 판매하는 식품이나 간식류 역시 먹을 수 없으므로 모든 음식을 직접 만들어 먹여야 하며, 간장 등의 조미료도 거의 써서는 안 된다.

가장 간단한 제거 테스트 방법은 한 종류의 절식요법이다. 쌀을 먹을 수 있다면 중탕을 해서 그것만 먹든지, 밀이 괜찮다고 생각되면 오트밀만 먹어보는 등 처음의 2~3일은 아주 심플한 식사를 한 뒤 서서히 다른 것을 추가하면서 피부를 관찰한다. 단, 이것은 입원해서 의사의 지도 하에 실시해야 한다.

끈기 있게 원인식품을 찾아낸다

❶단계에서 아토피피부염이 호전된 경우는 ❷단계로 넘어간다. 의

심나는 식품을 먹어보는 테스트를 한 뒤 음식과 피부 증상의 관계를 확인하는 것이다. 하지만 식품을 먹고 상태가 즉시 나빠지는 경우는 거의 없고, 때에 따라서는 몇 달씩 걸리는 경우도 있다.

그러는 사이에 날씨가 더워져서 땀을 흘리거나, 소풍이나 운동회 때문에 자외선을 잔뜩 쬐거나 감기에 걸리는 등 계절과 환경의 변화나 정신적인 문제로 나빠지는 경우도 생길 수 있다.

이렇게 되면 음식물이 원인인지 아닌지를 판단할 수가 없다. 즉 ❶단계로 돌아가 처음부터 다시 시작해야 하는 것이다. 식품 알레르기라는 진단을 내리는 것은 의사나 환자에게 상당한 인내심과 끈기를 요구한다. 하지만 현재의 의학 수준으로는 이렇게 직접 확인하는 것 이외에는 다른 방법이 없다.

식사요법은 힘든 만큼 효과가 있나?

식사요법은 물리적으로나 정신적으로 엄청난 고통이 수반되므로 도중에 좌절하는 경우가 상당히 많다. 단호한 결의가 없는 한 지속할 수 없는 것이 이 치료법의 큰 특징이다. 또한 환자인 아이와 간호하는 부모가 하나가 돼서 아토피에 맞서는 자세가 심리적으로 좋은 효과를 낸다. 식사요법이 효과적이라는 말은 그 배경에 이런 것들이 있기 때문일 것이다. 힘든 만큼 이뤄냈을 때는 상당히 만족스러운 결과를 얻을 수 있다.

식사요법에 대해 망설이는 사람은 현실적으로 그것을 해나갈 자신이 있는지 없는지 먼저 생각해보자. 희생이 너무 크다고 생각되는 경우에는 굳이 최선책을 고집하기보다는 차선책을 선택해 노력하면 된다. 이러한 마음의 여유가 무엇보다 중요하다.

제거식을 할 때의 대상식품 일람표

제거테스트를 할 경우에는 〈표〉의 식품을 전부 제거한다. 증상이 가벼운 사람은 알레르기 반응을 일으키는 힘이 약한 식품을 조금씩 먹어 저항력이 붙기를 기다린다.

1. 밀을 제거하는 경우

알레르기 반응을 일으키는 힘	못 먹는 것
약함 ★	간장, 김조림, 보리차, 스파게티, 마카로니, 스튜
강함 ★★★	밀기울, 빵류, 만두, 케이크, 소면, 그라탕, 배아(씨눈) 음료, 카레, 라면, 우동, 빵가루, 과자, 핫케이크

2. 쌀을 제거하는 경우

알레르기 반응을 일으키는 힘	못 먹는 것
약함 ★	식초, 케첩, 우스터 소스, 된장, 현미차
중간 ★★	백미, 미림, 겨된장, 멥쌀
강함 ★★★	현미, 찹쌀, 쌀기름, 배아미

- **쌀과 밀을 동시에 제거하는 경우의 대용식품**
  저(低) 알레르기 쌀, 듀럼셀모리나(유럽산 거친 밀가루), 감자, 고구마, 피, 조, 수수, 메밀가루 100%인 메밀국수, 오트밀, 호밀, 율무, 수수

3. 우유를 제거하는 경우

알레르기 반응을 일으키는 힘	못 먹는 것
약함 ★	우유를 사용한 과자, 빵류(카스텔라, 핫케이크, 비스킷, 초콜릿, 캐러멜, 샤벳 등) 우유를 사용한 식품(인스턴트 카레) 쇠고기와 함께 삶은 야채, 수프 가루
중간 ★★	쇠고기 버터, 치즈, 마가린 우유나 치즈를 많이 사용한 식품(그라탕, 포타주, 피자, 크림 스튜, 화이트 소스 등)
강함 ★★★	우유 우유를 그대로 마시는 것과 같은 식품(커피 우유, 가루 우유, 유산균 음료, 밀크셰이크 등) 요구르트 아이스크림, 생크림

4. 콩(대두)을 제거하는 경우

알레르기 반응을 일으키는 힘	못 먹는 것
약함 ★	콩가루 간장이나 간장을 사용한 식품 또는 과자 두부 된장이나 된장을 사용한 식품, 두유
중간 ★★	낫토(청국장) 팥앙금류(만주, 양갱, 붕어빵 등)
강함 ★★★	비지 콩기름이나 콩기름이 들어 있는 식물성기름(튀김기름, 샐러드유, 참기름 등) 콩을 사용한 식품(유부, 시판되는 튀김, 크로켓 등) 콩을 사용한 과자류(포테이토칩, 콘시리얼, 버터 피넛이나 아몬드 등) 기름으로 볶은 견과류 라면, 카레 등 인스턴트 식품 참치 캔

5. 달걀을 제거하는 경우

알레르기 반응을 일으키는 힘	못 먹는 것
약함 ★	튀김, 크로켓 등의 튀김옷 햄버그, 미트볼 등의 속 치킨소스 달걀을 사용한 과자, 빵류(케이크, 카스텔라, 핫케이크, 비스킷 등) 시판되는 샤벳 인스턴트 코코아 등 대부분의 인스턴트 식품 라면 소시지류 어묵류 닭고기와 같이 삶은 야채
중간 ★★	닭고기, 닭내장 푸딩
강함 ★★★	날달걀 달걀프라이, 오믈렛 등의 달걀요리 마요네즈 아이스크림 밀크셰이크

IgE 수치에 너무 과민할 필요는 없다

IgE는 1966년 미국에서 연구 중이던 이시자카 박사에 의해 발견되었다. 이시자카 박사는 천식이나 페니실린 쇼크 등 어떤 종류의 알레르기가 있는 사람의 혈액에는 특수한 물질이 포함되어 있다는 것에 주목해서 이것이 면역글로불린의 일종인 IgE 항체임을 증명했다.

외부로부터 달걀이나 진드기 같은 자극물이 들어오면 알레르기 반응을 일으키는 사람의 체내에는 IgE가 계속해서 만들어진다는 것을 알아낸 것이다.

IgE 수치가 높아서 병에 걸리는 것은 아니다

당시의 연구자들은 이 발견으로 알레르기 의학이 비약적으로 진보할 것이라며 반겼다. 혈액 중의 IgE가 늘어나는 것이 아토피피부염의 원인이라면, 어떤 물질에 대해서 IgE가 증가하는지만 조사하면 원인을 알 수 있기 때문이었다. 그렇다면 치료는 간단해진다! 아토피피부염 따위는 사라진 것이나 마찬가지였다!

하지만 현실은 그렇게 간단치가 않다. 아토피피부염 환자가 모두 IgE 수치가 높은 것이 아니다. 또한 IgE 수치가 높아도 알레르기를 일으키지 않는 사람도 많은데, 이 현상은 의학적으로 설명할 수가 없다. 특정 물질에 대한 IgE 수치를 측정해서 그 물질을 제거해도 증상이 반드시 호전되는 것도 아니다.

꽃가루알레르기의 원인은 배기가스였다

뿐만 아니라 알레르겐이 체내에 많이 들어와도 그 즉시 알레르기가 일어나는 것은 아니다. 이런 사례가 최근 들어 급격히 증가하고 있는 꽃가루알레르기다.

이것은 나무의 꽃가루가 자극물질로 작용해 콧물이 나오거나 눈이 가려운 증상을 일으키는 알레르기다. 만약 꽃가루로 인해 IgE가 늘어나는 것이 알레르기의 원인이라면 꽃가루가 별로 날아다니지 않는 지역에서는 꽃가루알레르기가 적어야 한다. 그러나 꽃가루알레르기는 이것을 유발하는 나무가 많은 지역에서는 오히려 적고, 교통량이 극심한 도로 주변 지역에 많다는 것이 판명됐다.

따라서 최근에는 꽃가루알레르기는 코나 목, 눈의 점막을 꽃가루가 자극하기 때문에 일어난다고 생각하기보다는 배기가스의 영향으로 보는 견해가 우세하다. 즉, 저항력이 약해진 상태에서 꽃가루가 침입해 알레르기를 일으킨다고 보는 것이다.

몸이 건강하면 알레르기도 잘 일어나지 않는다

조금 이야기가 복잡해졌지만 꽃가루알레르기의 예는 지금까지 몇 번이나 언급한 'IgE 수치가 높아도 몸이 건강하고 저항력이 있으면 병은 일어나기 어렵다.'는 것을 뒷받침해주는 이야기다.

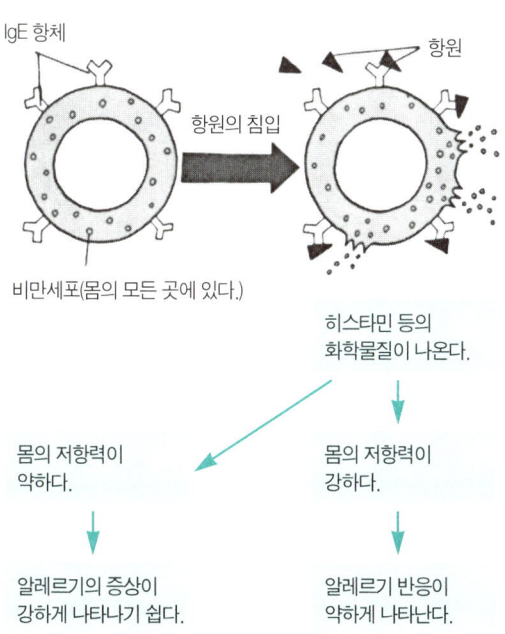

○○○ 항원항체반응의 메커니즘(즉시형 알레르기의 경우) ○○○

※ 즉시형 알레르기 : 항원에 접촉해서 증상이 나타나기까지의 시간이 빠른 알레르기, 제1형 알레르기라고도 한다. (옮긴이)

IgE항체의 발견은 위대한 학문적 업적으로서 아토피피부염을 극복하기 위한 단서는 될 수 있어도 결정적인 요소라고는 말할 수 없다. 매번 검사 때마다 IgE 수치의 높고 낮음을 걱정할 정도라면 차라리 잊어버리는 편이 좋다고 생각한다.

천식과 아토피피부염의 관계

아토피피부염은 바르는 약으로 간단히 좋아지는 경우가 대부분이다. 또한 나이를 먹어가면서 증상이 사라진다. 그런데도 엄마들 걱정은 끊이질 않는다. 가장 큰 걱정은 천식이 되지 않을까 하는 것이다. 1장에서도 언급했지만 여기서는 좀더 자세히 설명해둔다.

천식이 생기는 아이는 많지 않다

나는 지금 근무하고 있는 병원에서 20년 이상 갓 태어난 신생아에서부터 칠순 할아버지와 할머니까지 수도 없이 많은 아토피피부염 환자를 진찰해왔다. 유아 습진 때부터 진찰해온 아이의 결혼식에 초대받는 일도 있을 정도다. 내 경험상으로도 자라서 천식이 되는 아이는 그렇게 많지 않았다.

피부가 민감해서 트러블을 일으키기 쉬운 체질과 목이나 코의 점막이 민감해서 천식을 일으키기 쉬운 체질은 전혀 별개라는 것이 내 생각이다.

IgE 수치가 높은 것은 천식 기질이다

최근의 연구에서도 이것을 뒷받침하는 견해가 많이 나오고 있다. 시가의료대학 부속병원 피부과의 우에하라 선생은 중증의 아토피피부염 중에 IgE 수치가 높은 사람과 낮은 사람을 비교해서 조사했다. 이 조사에 의하면 IgE 수치가 상대적으로 낮은 환자는 아빠, 엄마, 형제 등 가계에 아토피피부염은 많았지만 천식은 찾아볼 수 없었다.

이에 비해 IgE 수치가 2,000 단위 이상으로 아주 높은 환자의 경우에는 가족 또는 본인에게 기도아토피(천식, 알레르기성 비염 등의 총칭) 증상이 나타나 있었다. 즉 IgE 수치가 높은 것은 기도아토피 기질이 있다는 것을 시사하는 것이다.

또한 아토피피부염인 사람은 진드기나 먼지 등 흡입항원이나 달걀, 우유 등 식품에 대한 IgE가 양성이 되는 경우가 많은데, 이것도 습진의 원인이 반드시 진드기나 달걀 알레르기라는 증거는 될 수 없다.

우에하라 선생의 조사에서도 역시 유전적으로 비염이나 천식의 기질이 있는 것이 확실한 사람은 진드기나 달걀이 양성으로 나타났지만, 아토피피부염만 있는 사람은 IgE 수치가 아주 높아지는 일이 없었다.

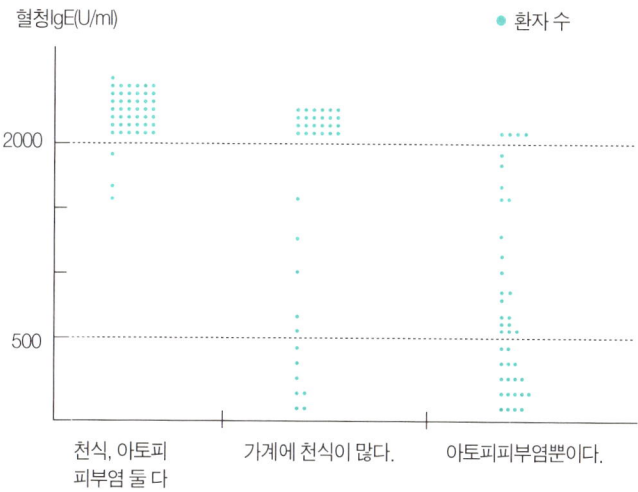

습진과 천식은 메커니즘이 다르다

어째서 아토피피부염 소인만 있으면 IgE 수치가 낮고, 천식 소인이 있으면 IgE 수치가 높은 것일까? 나는 천식과 아토피피부염은 알레르기의 메커니즘이 전혀 다른 타입에 속하기 때문이라고 생각하고 있다.

천식은 즉시형 알레르기(먹은 지 수십 분 이내에 증상이 나타나는 알레르기)가 주된 반응이다. 꽃가루알레르기와 같은 알레르기성 비염도 마찬가지 타입이다. 하지만 식품 알레르기에 의한 아토피피부염이라도 먹자마자 바로 가려워지는 일은 별로 없다. 이유식으로 달걀을 한 입 먹였더니 입 주변이 새빨갛게 변했다는 아기들이 많은데, 이것은 두드러기다.

아토피피부염의 경우는 대부분 몇 시간에서 며칠 후, 그 음식을 먹었다는 사실을 잊어버릴 즈음에 증상이 나타난다. 이것을 지연형 알레르기라고 한다. 반응을 알기 어려운 타입의 알레르기이므로 숨은형 알레르기라고도 한다.

즉시형과 지연형의 차이를 알아보자. 즉시형은 알레르기의 원인물질과 IgE의 반응이 방아쇠가 되어 히스타민처럼 염증을 일으키는 물질이 체내에 증가함으로써 일어난다. 하지만 지연형 반응은 IgE와는 관계가 없는 반응이다. 알레르기의 원인물질에 대해 림프구라는 세포가 관여해서 일어난다. 투베르쿨린반응도 지연형 반응의 하나다. 따라서 하루가 지난 뒤 판정하게 된다.

천식 예방을 어떻게 생각하십니까?

아토피피부염과는 직접 관계없다고 해도 IgE 수치가 높은 경우는 천식의 소인이 있는 것이므로 예방 차원에서 치료하는 것이 좋다고 생각하는 사람도 있다. 그러나 기질이 있다고 해서 반드시 그 병에 걸린다고는 할 수 없다. 천식환자 중에 IgE 수치가 높은 사람이 많은 것은 사실이지만, 설령 그런 기질이 있다고 하더라도 저항력이 있으면 발작을 일으키지 않는다는 것은 앞에서 언급한 꽃가루알레르기의 경우와 마찬가지다.

또한 항알레르기제를 지속적으로 먹어서 천식을 예방하려는 사람도 있는데, 약은 먹어서 우리 몸에 작용을 하는 이상 반드시 부작용을 동반한다. 따라서 나는 발작이 일어날 염려가 없거나 증상이 나타나지도 않는데 약을 먹는 것에는 반대한다.

검사는 내용을 잘 확인한 다음 받자

아토피피부염이나 천식은 흔히 병원에서 검사를 권한다고 한다. 갓난 아기의 팔에 30군데나 침을 찌른다는 이야기를 듣고 깜짝 놀라 도망쳐 나왔다는 엄마를 만난 적도 있다. 물론 병원은 전문적인 견지에서 검사를 권하지만, 최종적으로 결정하는 것은 부모이므로 예비지식을 가지고 갈 필요가 있다.

알레르기 검사에는 그 물질이 체내에 들어가면 즉시 반응을 일으키는 즉시형 알레르기의 원인을 조사하는 검사와, 23~48시간 후에 최대 반응을 일으키는 지연형 알레르기의 원인을 찾는 검사가 있다. 아토피피부염은 주로 지연형 반응이므로 즉시형 알레르기 검사를 해봤자 원인을 판단하는 최종적인 수단이 되지 않는다.

❶ 혈중 IgE 수치 검사   혈액을 채취해서 IgE 항체의 양을 조사한다. 천식이나 알레르기성 비염 등 즉시형 알레르기의 원인을 파악하는 데 도움이 된다.

❷ 스크래치 테스트, 프릭 테스트   이것도 즉시형 알레르기 검사이다. 의심스러운 알레르겐의 진액을 피부에 소량 떨어뜨리고 그곳을 바늘 끝으로 긁어서 상처를 낸 다음 피부 속으로 침입시켜 15분 정도 반응을 지켜본다. 그 알레르겐에 대한 IgE 항체가 있으면 피부가 붉어진다. 단, 검사 결과가 양성이라도 이것이 원인이 아닌 경우가 많으며,

원인인 알레르겐이 양성으로 나타나지 않는 경우도 있다.

❸ 유발 테스트   원인일지도 모른다고 생각하는 물질을 들이마시거나 먹어서 알레르기 반응이 정말 일어나는지 알아보는 검사다. 확실한 원인구명법이지만 식품 알레르기의 경우에는 명확한 결과가 잘 나타나지 않는다.

❹ 첩포시험   주로 지연형 반응을 조사하는 검사다. 의심스러운 물질을 가제에 싸서 피부에 대고 그 부분이 붉어지거나 부어오르는지 관찰한다. 이틀 정도 지나면 강한 반응이 나타난다. 그러나 아토피피부염은 대체로 검사를 하지 않아도 어떤 상태에서 어디에 습진이 생기는지 환자의 이야기를 잘 들으면 원인을 알 수 있다.

결국 어떤 검사가 됐든 "이것이 결정적이다."라고 단언할 수 있는 것은 없다. 검사는 연고나 내복약도 듣지 않고 원인도 도저히 알 수 없을 때 최후의 수단으로 실시하는 것이라고 나는 생각한다.

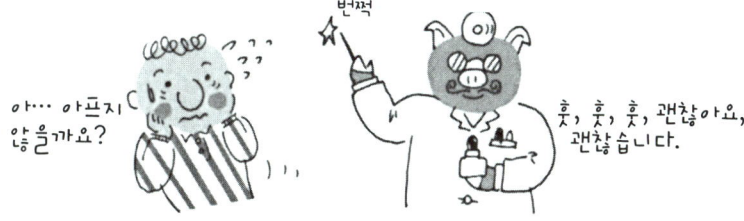

아토피 극복의 열쇠는
의사 선택하기다

피부과 의사는 피부 질환에 대한 전문가다

피부과 의사는 화상에서부터 습진, 암에 이르기까지 피부의 모든 질환에 대한 전문가다. 최근에는 전신질환과의 관계로 피부병을 생각하는 연구가 활기를 띠고 있다.

아토피피부염과 같이 다양한 증상을 나타내는 만성질환의 경우에 중요한 것은 어떤 약을 사용하는가 하는 것만이 아니다. 그 사람의 증상에 맞는 약을 선택해서 먹거나 바르는 것이 가장 중요하다.

피부과 의사라면 수십 종류나 되는 약 중에서 증상에 딱 맞는 것을 선택해 단기간에 증상을 개선하고, 이후 증상이 가벼워지면 그에 맞게 약을 약한 것으로 바꾸거나 바르는 방법을 달리하는 등 섬세한 처치가 가능하다.

또한 엄마가 아토피피부염이라고 생각하고 병원에 왔어도, 실제로는 소독약이나 그림물감 알레르기일지도 모르며, 전혀 다른 병일지도 모른다. 물론 이런 진단은 피부과 의사의 특기 분야다.

납득할 수 없다면 의사를 바꾸는 편이 좋다

피부과와 소아과는 진료법이나 치료법이 상당히 다르다. 이것은 병에 대한 관점이 서로 다르기 때문이다.

소아과에서는 피부에 나타난 증상보다 IgE 수치나 식사와의 관계를 중시하는 등 아토피피부염을 알레르기로 보고 치료하는 의사가 많은 것 같다. 또 피부염의 치료를 천식의 예방이라고 생각하는 경향도 있는 듯하다.

반면에 피부과 의사는 완전히 증상 중심의 진료를 실시한다. 가려움증만 멈추면 모든 것이 오케이다. 일상생활에서의 노력으로 습진이 재발하지 않으면 그 이상의 치료는 불필요하다고 생각한다.

만약 습진만이 아니라 몸 전체의 아토피성 질환에 대해 상담하고 싶다면 소아과나 알레르기과는 물론 내과, 피부과, 호흡기과 등을 종합적으로 진찰받을 수 있는 곳에 가는 것도 좋을 것이다. 단, 어떤 병원에 가더라도 최종적으로 의사의 진찰 결과를 받아들일지 말지는 부모가 직접 판단해야 한다. "병원을 이리저리 옮겨다니는 것은 병을 더 악화시킨다."는 말도 있지만, 나는 반드시 그렇게는 생각하지 않는다. 납득할 수 없어서 의사를 바꾸는 것은 환자의 자유다.

그러나 냉정하고 객관적으로 판단하는 것이 중요하다. 자신과 같은 생각을 말해주는 의사를 찾아다니는 사람도 가끔 있는데, 그건 아이의 병을 고치는 것보다는 부모의 자기만족을 우선시하는 것이다.

이런 라이프스타일은 아토피 아이에게 좋지 않다

요즘 아이들의 라이프스타일은 저녁형의 생활이라 할 수 있다. 친구들과 놀 틈이라곤 학원과 학원 사이의 시간밖에 없는 빡빡한 스케줄이라 어른과 거의 다를 바 없다. 하지만 어른을 단순히 작게 줄인 것이 아이라고 생각해서는 안 된다. 어른의 생활 리듬을 그대로 따라 하게 하면 여러 가지 트러블이 발생하므로 주의하자.

❶ 밤에 샴푸하기 자기 직전에 머리를 감고 제대로 말리지도 않은 채 잠자리에 들게 하지 말라. 목덜미와 뒷머리에 남아 있는 샴푸제가 베개와 머리의 무게로 인해 피부에 강하게 들러붙는다. 그 자극으로 습진이 생길 수가 있다. 이것을 나는 '목덜미 피부염' 이라고 부른다. 밤 늦게 머리를 감았을 때에는 타월로 잘 닦고 완전히 말린 뒤에 자도록 한다. 단, 드라이어의 뜨거운 바람은 자극이 너무 강하므로 사용하지 않는 것이 좋다.

❷ 외식이 잦은 식생활 패밀리 레스토랑의 음식이나 햄버거 같은 패스트푸드는 오래 돼서 산화된 기름이 염려된다. 식물성 기름에 함유된 필수지방산인 리놀산은 중요한 영양소이지만, 열이나 자외선에 의해 몸에 나쁜 과산화지질이 돼버리기 때문이다.

❸ 겨울철의 두꺼운 옷 아이는 어른과 달리 쉽게 땀을 흘린다. 추운 겨울에 밖에서 놀다 들어오면 즉시 겉옷을 벗기고 얇은 옷으로 갈아

입힌다. 따뜻한 집 안에서 두꺼운 스웨터 같은 것을 입고 있으면 여름철과 마찬가지로 땀 때문에 습진이 악화된다. 집 밖에서 놀 때는 오리털 재킷같이 따뜻한 옷을 입히고, 실내에서는 간편하게 티셔츠 한 장만 입히는 것이 좋다.

❹ 스코어로 경쟁하는 스포츠　야구나 골프와 같이 점수로 경쟁하는 스포츠의 경우, 지나치게 몰입하면 오히려 스트레스가 쌓인다. 아이들에게는 마이 페이스로 즐길 수 있는 스포츠를 권하자.

❺ 오래 된 약을 바르거나 먹는 것　약을 좋아하는 국민성 때문인지 몇 년 전에 처방받은 약을 아주 소중하게 보관하고 있는 가정이 많은 것 같다. 하지만 이것은 상당히 위험하다. 약이 변질되어 있기 때문에 절대 사용해서는 안 된다. 튜브에 들어 있는 연고나 크림의 사용기한은 약 2년이지만, 이것을 다른 용기에 옮겼다면 3개월 후에는 버리는 것이 좋다.

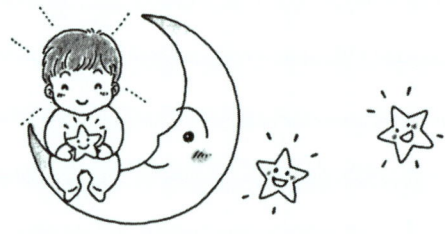

3
아토피를 극복하는
생활습관

아토피를 극복하기 위한 3가지 원칙

의심스러운 것은
생활 속에서 추방한다

아토피 대책의 기본은 '의심스러운 것은 벌한다.', '용의자는 전부 감옥에 가두어야 범죄가 준다.' 는 사고방식이 중요하다.

아토피피부염의 원인은 아주 복잡하다. 음식이나 진드기에 의한 알레르기 외에도 ❶ 의류에 의한 마찰이나 자극이 강한 샴푸제나 비누와 같은 외부적 자극, ❷ 집 안의 먼지나 진드기, 곰팡이 등의 생활환경 문제, ❸ 심리적인 스트레스나 피로 등 여러 가지 요소가 관여하고 있어서 무엇이 진짜 원인인지 알기 어려운 것이 특징이다. 따라서 생활 속에서 의심이 가는 것은 전부 없애나가다가, 상태가 좋아지면 '범인은 감옥에 갔다.' 고 생각하고 그 생활방식을 지켜나가도록 한다.

무엇부터 의심할 것인지가 중요 포인트이다

그렇다고 해도 도대체 무엇을 원인으로 의심해야 할지 상상도 안 된다는 사람이 많을 것이다. 여기서 아토피의 범인을 빨리 발견하기 위한 체크 포인트를 살펴보자.

❶ 1년 내내 습진이 끊이질 않는다   1년 내내 습진이 끊이질 않는 경우는 달걀, 우유, 콩, 쌀이나 밀 등 계절에 상관없이 자주 먹는 식품을 의심해보는 것이 좋다. 계절에 따라 좋아지거나 나빠지는 경우는 다른 원인을 생각해본다.

❷ 계절에 따라 증상이 변한다   진드기는 봄에서 여름 사이에 번식한다. 이 시기에 증상이 악화되면 생활환경에 주목하자. 가장 많은 것은 땀이나 때가 습진의 방아쇠가 되는 경우다. 여름에 더 심해진다는 사람은 우선 땀 대책이나 침구 체크부터 시작한다. 진드기나 먼지에 의한 천식은 진드기의 사체가 날아다니는 가을에 악화되는 것이 보통이다.

  여름에는 괜찮은데 겨울에 악화되는 경우는 피부가 건조해져서 자극에 약해진 것이 가장 큰 원인이다. 목욕할 때 지나치게 북북 문지르거나, 샴푸 횟수가 많거나, 화학섬유로 만들어진 의류의 정전기 등 외부 자극을 중점적으로 의심한다.

❸ 몸의 일부에만 증상이 나타난다   이때는 외부로부터의 자극이나 진드기 등 생활환경을 체크한다. '귀뿌리가 갈라지는 것은 콩이 원인이다.' 하는 식의 단정은 좋지 않다. 알레르기의 경우, 식품의 종류에

따라 피부염이 나타나는 장소가 달라지는 경우는 없다.

❹ **낮에도 긁는 일이 잦다** 건강하게 잘 놀 때 가려움증을 느끼는 아이는 별로 없다. 밤만이 아니라 낮에도 가려움을 호소하는 경우에는 동생이 태어나서 엄마의 관심을 빼앗겼다든가 과보호와 같은 가족관계 또는 보육원이나 학교에서의 관계 등 심리적 문제를 생각해볼 필요가 있다.

115쪽은 아토피의 범인찾기를 어디서부터 시작할지 그 스타트 지점을 정하는 차트이다. '범인'을 잡기 위한 단서로 사용하기 바란다.

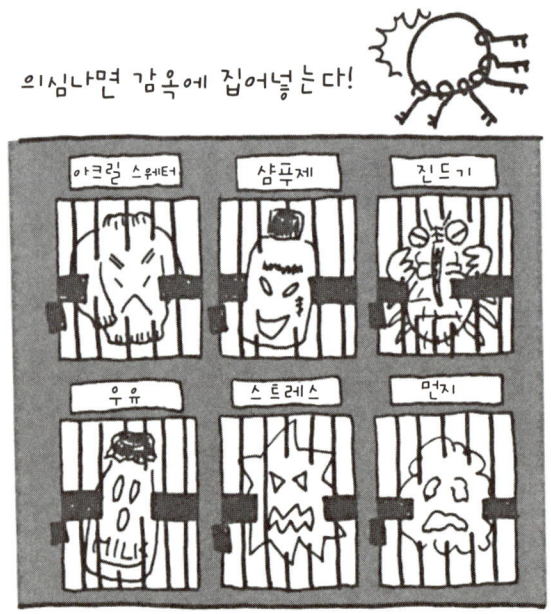

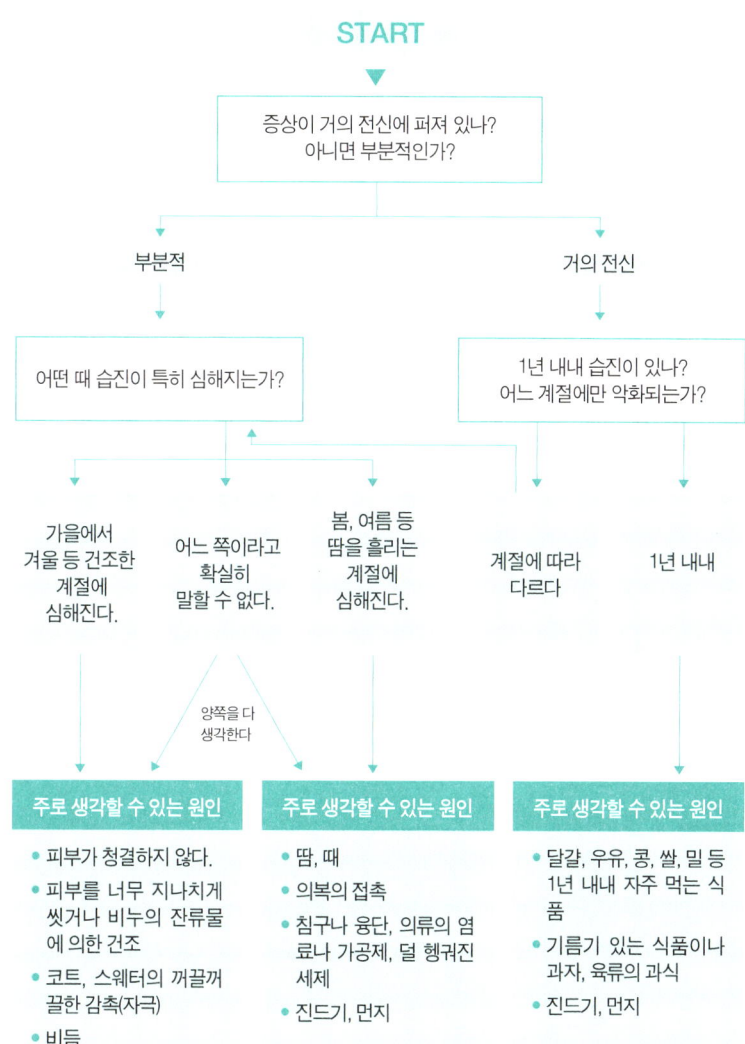

아토피 아이의 속옷은 세숫비누로 빠는 것이 안전하다

내 생각으로는 아토피 아이의 의류를 빨 때는 합성세제나 가루비누는 실격이다. 가장 안전한 방법은 속옷이나 티셔츠 등 직접 몸에 걸치는 옷은 모두 세숫비누로 직접 빠는 것이다. 얼굴은 피부 중에서도 민감한 곳이다. 따라서 세숫비누를 사용하면 피부에 대한 자극은 최소한으로 줄일 수 있다.

일부러 특수한 비누를 살 필요는 없다. 그리고 목욕이나 샤워를 할 때 아이의 속옷을 빨면 따로 세탁을 하지 않아도 된다. 세탁기를 사용한다면 비누를 칼로 얇게 잘라 뜨거운 물에 녹여서 넣으면 된다.

가루비누와 합성세제를 비교하면 가루비누 쪽이 피부 자극이 적다고 말하는 사람도 있지만, 가루비누를 사용하면 큰 문제점이 있다. 요즘 세탁기는 전부 헹굼 시간이 적은 합성세제를 사용하는 것을 전제로 헹구는 시간이나 방법이 설정되어 있다. 따라서 가루비누로 세탁하면 비누가 많이 남게 된다. 의류에 남은 세제 성분이 피부에 침입하면 트러블을 일으킨다. 가루비누 쪽이 안전하다고 믿고 잘못 사용하다가는 오히려 습진을 악화시키는 어처구니없는 결과를 초래한다.

이것을 예방하려면 세탁기에 세탁물을 가득 넣지 말고 80% 정도에 그친다. 충분한 물에 세탁물이 조금 들어가 있는 상태가 가장 좋다.

세제의 사용량도 중요하다. 세제는 세탁물의 양에 맞춰서 넣는 것이 아니라 더러운 정도에 맞춰서 조절해야 한다. 하루 입고 땀만 조금 밴 정도의 옷을 세탁할 때와 흙이 많이 묻은 옷을 세탁할 때는 필요한 세제의 양이 당연히 다를 것이다. 속옷, 와이셔츠, 양말 할 것 없이 한꺼번에 집어넣고 세탁하는 것은 옳지 않다. 더러운 정도에 따라 세탁물을 분류하고 세제 양은 필요한 만큼만 최소한으로 한다. 잔류 세제가 걱정될 때는 세탁이 끝난 후 한 번 더 헹군다.

간단히 할 수 있는 것부터 시작한다

아토피피부염은 상당히 오래 가는 질환이므로 무리하면 결코 좋은 결과를 얻을 수 없다. 갑자기 라이프스타일을 크게 바꾸는 일은 가능한 한 피하자. 내가 지나치게 엄격한 식사 제한에 반대하는 것도 이런 이유 때문이다. 시간이나 수고를 별로 들이지 않고 경제적으로도 부담이 없는, 누구라도 간단히 할 수 있는 것부터 시작하는 것이 가장 현명한 방법이다.

간단한 것이라도 오랫동안 지속하면 효과는 크다

120~122쪽의 표는 아토피 대책의 난이도 랭킹이다. 쉬운 항목부터 차례대로 도전해보자.

　목욕법을 바꾼다든가 샴푸제를 쓰지 않는다는 항목은 오늘부터라도 실행할 수 있을 것이다. 단지 이 정도의 노력만으로도 깜짝 놀랄 만큼 효과가 나타나는 경우를 나는 지금까지 많이 봐왔다. 옷을 부지런히 갈아입히고 기저귀를 바꿀 때마다 엉덩이를 씻기는 등 특별히 아토피가 있는 아이가 아니라, 보통의 갓난아기나 유아를 돌볼 때의 상식이라고 생각되는 항목도 많다. 별것 아닌 것 같지만 이런 것들을 꾸준히 계속해나가면 상당한 효과를 기대할 수 있다. 이것으로 상태가 좋아지면 약 없이 지낼 수 있는 날도 머지 않은 것이다.

  천식이 있는 아이는 먼지나 진드기, 곰팡이 등 흡입항원을 고려해야만 하므로 아무래도 난이도가 높은 대책이 필요하다. 그렇다고 처음부터 완벽을 목표로 하는 것이 아니라 증상의 정도에 따라 자신이 할 수 있는 범위 내에서 노력하는 것이 중요하다.

아토피 대책 난이도 랭킹

표 보는 법
★ : 누구라도 금방 할 수 있다.
★★ : 조금 노력이 필요하다. 돈이나 시간, 수고가 든다.
★★★ : 상당한 노력을 요한다. 생활 스타일의 변화가 요구된다.
★★★★ : 엄청나게 어렵다. 큰 희생이 요구된다.
1*, 2*은 별도 해설을 참조할 것.

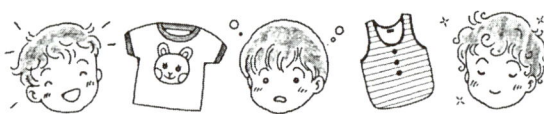

1. 피부가 받는 자극을 피하는 대책

★	• 새 옷이나 시트는 반드시 세탁한 후 사용한다. • 면 속옷을 입혀 의복의 자극을 피한다. • 목욕할 때 타월이나 스펀지로 문지르는 대신 손으로 몸을 씻는다. • 매일 머리를 감는다. • 샴푸, 린스는 사용하지 않는다.	• 베개나 이불 등 침구는 면으로 된 커버를 씌우고 주 2회 이상 세탁한다. • 세탁할 때 한 번 더 헹군다. • 천 기저귀보다 종이 기저귀를 사용한다.1* • 귀가하면 즉시 샤워를 한다. • 먹은 뒤 반드시 손을 씻는다.
★★	• 카펫이나 보풀이 이는 모 또는 화학섬유로 만들어진 소파를 치운다. • 수영장보다는 바다에서 수영한다. 또는 피부과 처방에 따라 수영장에서 나온 후 샤워를 하고 연고를 발라둔다. • 남자아이는 머리를 다 밀거나 긴 머리를 묶어서 머리카락이 피부에 닿지 않도록 한다.2*	• 특수한 염료나 주름 가공, 광택 처리 등 여분의 가공을 하지 않은 옷을 선택한다. • 의류는 전부 면을 기본으로 하고, 모나 화학섬유, 마직물은 피한다.(방한용 의류도 마찬가지다. 견직물은 괜찮다.)
★★★	• 기저귀는 하루에 12회 이상 교환하고, 그때마다 엉덩이를 미지근한 물로 씻긴다(천 기저귀를 사용하는 경우).	• 잠옷을 비롯한 모든 옷은 특수가공하지 않은 고급 면 또는 견 소재로 직접 만들거나 맞춘다.
★★★★	• 입원해서 피부 자극의 원인을 찾는다.	

1* : 천 기저귀는 섬유의 짜임이 엉성해 피부를 자극한다. 부지런히 교환하지 않으면 피부가 짓무르는 경우가 많다.
2* : 추천 헤어스타일은 132쪽을 참조하라.

2. 생활환경(진드기, 먼지, 곰팡이) 대책

★	• 카펫이나 마루를 매일 청소기로 청소한다. • 청소기의 종이 팩을 1주일에 1번 이상 교환한다. • 이불을 부지런히 말린다(1번 말릴 때 3시간 이상) • 에어컨의 필터를 주 1회 이상 청소한다. • 1시간에 1번 창문을 열고 방 안 공기를 환기시킨다. • 먼지가 쌓이기 쉬운 관엽식물은 밖에 내놓는다.	• 애완동물은 밖에서 키운다. • 욕실의 곰팡이를 제거한다. • 목욕 후 환기팬을 2시간 이상 돌린다. • 인형을 처분하든지 문이 달린 케이스에 넣는다. • 의류를 밖에 그대로 내놓지 말고 옷장에 걸어둔다. • 음식을 만들 때에는 반드시 환기팬을 사용한다.
★★	• 카펫을 치운다. • 책장은 문이 있는 것으로 하든지 천 커버를 해두고, 1달에 1번 이상 씻는다. • 커튼을 얇고 씻기 쉬운 천으로 교환하고 1달에 1번 세탁한다(평직물로 먼지가 잘 쌓이지 않는 것). • 금연(가족) 1* • 알레르기용 베개나 타월을 둥글게 말아서 베개로 사용한다. • 벽장에 발을 깔아 이슬이 맺히는 현상을 방지한다.	• 방에 물건들을 어수선하게 늘어놓지 않는다. • 1달에 1번 냉장고 대청소를 하고 마지막에 알코올로 소독한다. • 제습기를 사용한다. • 천 소파를 치운다(사용할 거라면 가죽을 덧댄다). • 진드기용 살충제로 집 안의 진드기를 없앤다. • 1주일에 1번 이불에 청소기를 돌려 진드기나 먼지를 빨아들인다.
★★★	• 침구를 전부 진드기 방지용 제품으로 바꾼다. 2* • 1달에 1번 대청소를 해서 천장, 벽, 장롱의 뒷면, 벽장 속, 창문틀, 전등갓 등을 깨끗이 한다. • 마루 밑을 방습 처리한다.	• 창을 방 하나에 2개 이상 만든다. • 전문업자에게 해충구제를 의뢰한다. • 공기를 더럽히는 가스 또는 석유난로, 에어컨은 사용하지 않는다. • 반년에 1번 모든 이불을 세탁한다.
★★★★	• 입원해서 클린룸에 들어가는 등 치료를 받는다.	• 이사한다.

1* : 담배연기는 기관을 자극하는 것 외에도 벽이나 커튼에 붙은 담뱃진이 먼지를 들러붙게 해 진드기를 번식시킨다.
2* : 알레르기용 침구에 대해서는 204~205쪽을 참조한다.

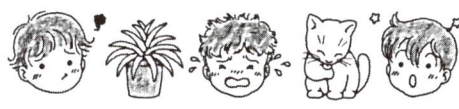

3. 식생활에 관한 대책

★	• 알레르기 반응을 강하게 하는 식품을 너무 많이 섭취하지 않도록 한다. • 프라이, 튀김 등 기름을 사용한 요리는 1주일에 1번 정도로 그친다. • 단 음식이나 설탕을 너무 많이 섭취하지 않도록 한다. • 이유식은 신중하게 생후 6개월 정도에서 서서히 시작하고, 달걀이나 우유 등	• 특정 식품에 편중되지 않도록 한다. • 쌀은 알레르기를 잘 일으키지 않는 백미로 하고 현미나 배아미는 삼간다. • 쌀 알레르기가 의심되는 경우에는 물을 몇 번이나 바꿔가면서 쌀을 정성스럽게 씻는다. • 제철 야채를 중심으로 먹는다. • 달걀은 되도록 가열해서 먹인다.
★★	• 지방과잉, 영양소가 부족한 식품이 아니라 가정식 메뉴를 생활화한다. 1* • 알레르기의 원인식품 중에 생활에 큰 영향을 미치지 않는 것(초콜릿, 견과류 등)	은 제거한다. • 식품첨가물이 들어간 식품은 되도록 먹지 않는다.
★★★	• 식사일지를 쓰고 같은 재료를 반복해서 먹지 않는다.	
★★★★	• 엄격한 제거식 요법을 실시한다.	

1* 햄버거, 햄에그, 만두, 토스트, 크림스튜 등은 고기나 지방분이 많고 영양소는 부족한 식품들이다. 반면 가정식 메뉴는 잡곡밥, 말린 멸치, 무말랭이 등 영양소가 풍부한 식품이 주를 이룬다.

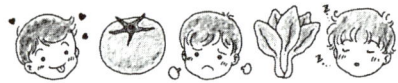

4. 심신을 단련시키고 긁는 습관 없애기

★	• 아침에는 1시간 일찍 깨우고, 낮잠 자는 습관을 없앤다.(밤에 잠을 푹 자게 하기 위해서다.) • 아래 위가 붙어 있는 잠옷을 입힌다.	• 밖에서 놀게 한다. • 얇은 옷을 입히는 습관을 들인다.(겨울에도 실내에서는 면 티셔츠 1장으로 지낼 수 있게 한다).
★★	• 산이나 바다에서 피부를 태운다. • 냉온수욕, 물 뒤집어쓰기를 매일 계속한다.	• 여름에는 해수욕이나 파도타기, 겨울에는 스키나 스케이트를 즐기게 한다.
★★★	• 자외선을 통과시키는 비닐로 만들어진 특수 선룸(sunroom)을 마련해서 겨울에도 실내에서 일광욕을 할 수 있게 한다.	• 겨울에는 자외선이 강한 지역(하와이 등)에서 휴가를 보낸다.
★★★★	• 대자연 속에서 건강하고 여유롭게 생활한다(이사).	

좋다고 생각되는 것은
적극적으로 도전한다

아토피 체질이라 알레르기를 일으키기 쉽다고 해서 원인물질로부터 도망만 다니거나 약에만 의존하는 소극적인 태도는 가장 바람직하지 않다. 작은 일이라도 좋다고 생각되면 즉시 받아들이는 적극적이고 밝은 태도가 좋은 결과를 가져온다. 아토피 아이를 대상으로 한 여러 가지 상품을 사용하는 것도 그 중 하나일 것이다.

단, 이때 명심해야 할 것은 냉정해질 것! 아토피피부염을 일으키는 원인은 사람에 따라 각각 다르므로 광고에서 아무리 좋다고 선전을 해도, 또는 주변에서 입이 마르게 칭찬을 해도 정말로 그것이 필요한지는 스스로 판단해야 한다. 예를 들어, 진드기나 곰팡이 대책에 제습기가 좋다는 말을 들어도 금방 그것을 살 생각부터 하지 말고, '1시간마다 1번씩 창문을 열면 제습기는 필요 없는 것이 아닐까.' 라는 생각을 해본다. 비누를 선택할 때 설명서에 '순해서 아기 피부에 안심'

이라는 말이 쓰여 있어도 정말로 좋은지는 사용해보지 않으면 알 수 없는 것이다.

  그리고 베이비로션은 원래 대변을 본 후 갓난아기의 엉덩이를 닦기 위한 것이므로 대부분 소독제가 들어 있다. 따라서 아토피가 있는 아기에게는 자극이 너무 강할 수 있다. 이렇게 겉으로는 알 수 없는 문제가 여러 가지 있다. 하나하나 주의 깊게 검토해보고 정말로 좋다고 생각되는 것만을 받아들이도록 하자. 새로운 상품을 사용할 때는 신중히 시험해보고 사용하는 것이 중요하다.

베이비로션은 기저귀를 교환할 때 사용하는 것

베이비로션을 얼굴에 발라서 피부가 거칠거칠해졌다고 피부과에 찾아오는 젊은 여성이 많다. '아기 피부는 아주 민감하기 때문에 베이비오일이나 베이비로션처럼 베이비가 붙은 제품이라면 안심하고 쓸 수 있다.'고 오해하는 사람이 많기 때문이다. 아이를 씻긴 후에 이마나 팔이 거칠거칠해져서 베이비오일을 듬뿍 발라주는 엄마도 많을 것이다.

베이비오일은 원래 대변으로 쉽게 더러워지는 아기의 엉덩이를 깨끗하게 닦기 위한 제품이다. 이런 제품에는 대부분 올리브오일이 들어있으므로 햇볕을 받으면 변질돼서 피부에 염증을 일으킬 수 있으며, 엉덩이 이외의 부분에 사용하면 트러블이 일어난다.

베이비로션은 소독약이 들어 있는 경우가 많아 피부를 외부의 적으로부터 보호하는 상재균이라는 좋은 균까지 죽이기 때문에 오히려 피부병에 걸리기 쉽게 만든다. 소독약 문제를 제외하더라도 아기용 크림이나 로션은 아토피 아이의 민감한 피부에는 사용하지 않는 것이 좋다.

습진이 진정되고 있을 때 피부를 촉촉하게 하는 크림이나 화장수를 바르면 재발 위험을 방지할 수는 있다. 하지만 이런 목적으로 사용할 거라면 질이 더 좋은 제품을 써야만 한다. 아토피가 있는 사람의 피부를 보호하는 화장품으로는 히알루론산이나 콜라겐, 콩레시틴 등의 보습제가 들어 있는 고급 화장품이 좋다. 이들 성분은 보습효과가 뛰어난 물질로 기름기가 없고, 피부를 촉촉하게 하며, 피부에 대해 자극이 적다는 특징을 가지고 있다.

또한 고급 화장품은 피부 기능이 떨어져 민감해져 있는 중노년을 위한 제품이므로 순하게 만들어져 있어서 아토피 아이에게 사용해도 안심이다. 문제는 비싸다는 점인데, 일부러 살 것까지는 없다. 엄마나 할머니가 쓰는 것을 잠깐 빌려서 쓰는 정도로 충분하다고 본다.

🌱 아토피피부염의 범인을 찾아내자!
우선 옷을 다 벗기고 온몸을 체크한다

습진이 나타난 부위로 원인을 알 수 있다

우선 아이를 발가벗긴 다음 피부 상태를 관찰해보자. 증상이 나타난 장소가 어딘지, 그리고 나타나지 않은 곳은 어딘지, 왜 특정 부위에만 증상이 나타나는지에 대해서도 잘 생각해보자. 엉덩이나 겨드랑이, 발가락 등을 꼼꼼히 살핀다. 남자아이는 고추 뒤쪽도 잊지 말고 체크한다.

피부과에서 진찰할 때는 반드시 온몸을 꼼꼼하게 살펴본다. 아이가 싫어하지 않으면 팬티도 벗긴다. 습진이 난 곳은 손이나 발인데 어째서 옷을 다 벗기는 걸까 하는 얼굴로 날 쳐다보는 부모도 있었다.

하지만 피부 이상의 원인을 찾기 위해서는 증상이 나타난 부분만 봐서는 안 된다. 습진의 원인규명은 추리게임과 비슷하다. 깨끗한 부분은 어느 곳인지, 거기서부터 증거를 굳혀가는 것도 중요한 포인트가 된다. 숙련된 피부과 의사라면 온몸을 본 것만으로도 원인을 알 수 있을 정도다.

또한 겉으로는 깨끗하고 매끄러운 피부로 보여도 자세히 살펴보면 거칠거칠하거나 불그스름해져 있는 등 습진 진행가능증상의 상태를 찾을 수 있다. 아토피피부염에는 마치 습진 박람회를 보는 것처럼 여러 가지 타입의 증상이 있다. 가벼운 증상도 놓치지 말고 체크하자.

여기서는 증상이 나타난 장소에 따라 예상되는 원인과 그 대책을 설명하겠지만 이것은 한 가지 예에 지나지 않는다. 아이의 생활을 가장 잘 알고 있는 것은 엄마이므로 엄마가 명탐정이 돼서 범인을 찾아내는 것이 중요하다.

피부가 청결하지 않은 아이가 많다

어떤 부위를 막론하고 대부분의 원인은 피부가 청결하지 않은 점이 공통적이다. 아토피피부염은 갓난아기 때에는 얼굴에서 시작해 2~3살 무렵부터 몸 전체로 퍼진다. 특히 눈에 띄는 곳은 팔이 접히는 부분과 무릎 뒤쪽이다. 이곳은 땀이나 때가 가장 끼기 쉬운 곳이므로 그 자극이 원인이 되어 아토피피부염을 일으키는 경우가 태반이다. 또한 귀 뒤쪽에 때가 끼어 있는 아이나 목 부분이 때로 인해 새빨갛게 짓물러 있는 아기도 흔히 볼 수 있다. 이것은 아토피 대책 이전의 문제다.

또한 아이 얼굴이나 머리를 씻길 때 비누나 샴푸제가 필요 없다고 믿고 있는 부모도 많은 것 같은데, 습진이 있는 피부는 청결이 제일이다. 갓난아기라도 주저없이 비누를 사용해서 손으로 부드럽게 씻기도록 한다. 피부가 청결하지 않으면 약을 발라도 좋아지지 않는다.

○○○ 아토피피부염의 전형적인 증상 ○○○

- 피부 전체가 거칠거칠하다. - 손톱으로 긁으면 하얗게 자국이 생긴다.
- 피부 전체가 붉다.
- 붉고 오돌토돌한 뾰루지나 부스럼 - 오돌토돌한 것들이 모여서 한 면을 이루는 경우도 있다.
- 피부의 작은 응어리 - 크기가 직경 1cm 이상인 것도 있다.
- 피부가 뻣뻣해짐. - 팔이 접히는 부분이나 무릎 뒤쪽, 손목 등에 잘 나타난다. 비교적 넓은 범위에 걸쳐 피부가 두껍고 딱딱해져가는 느낌이 있다.
- 피부가 짓물러서 질금질금 진물이 나온다.

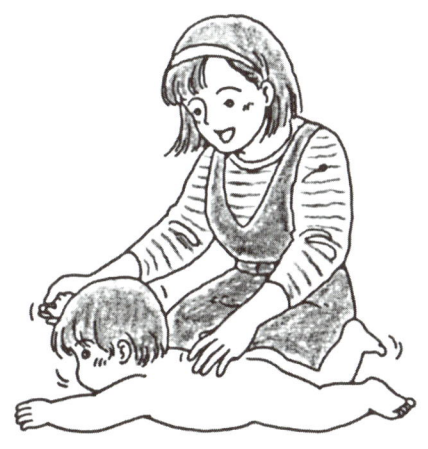

습진의 부위별 원인과 대책

〈두발 부위〉

- 두피에 때가 끼어 있다 샴푸제를 써도 악화되지 않을 정도라면 사용해도 좋다. 드라이어는 되도록 사용하지 않는다. 머리를 감은 후에는 타월로 잘 닦을 것.

- 머리를 감은 후에 샴푸제가 남아 있다 샤워로 60초 이상 헹군다. 세면기나 대야에서 헹굴 때는 10번 이상 물을 가는 것이 좋다. 샴푸제는 지나치게 사용하지 말 것. 적정량은 아이의 경우에 작은 스푼 반 술(약 3cc) 정도다.

〈눈 주변이나 뺨 등 얼굴에서 목까지〉

- 샴푸제나 린스제 눈 주변이나 뺨이 붉고 거칠거칠해지는 것은 머리를 감고 헹굴 때 샴푸제나 린스제가 얼굴로 흘러내린 것이 원인인 경우가 많다. 얼굴에 샴푸제가 흘러내리지 않도록 얼굴을 위로 하고 머리를 감기는 것도 좋다.

무엇보다 간단한 방법은 목욕 전에 그 부분에 바셀린이 들어 있는 습진 치료제를 발라두는 것이다. 바셀린은 물과 섞이지 않는 특징이 있으므로 물이 그곳에는 침입하지 않는다.

또한 얼굴이나 몸을 씻기기 전에 머리를 감기거나, 샴푸제나 린스제 대신 비누를 사용하는 것도 효과적이다. 베이비용 샴푸제 중에서도 습진을 악화시키는 것이 있으므로 주의한다. 머리 감기기용 캡을

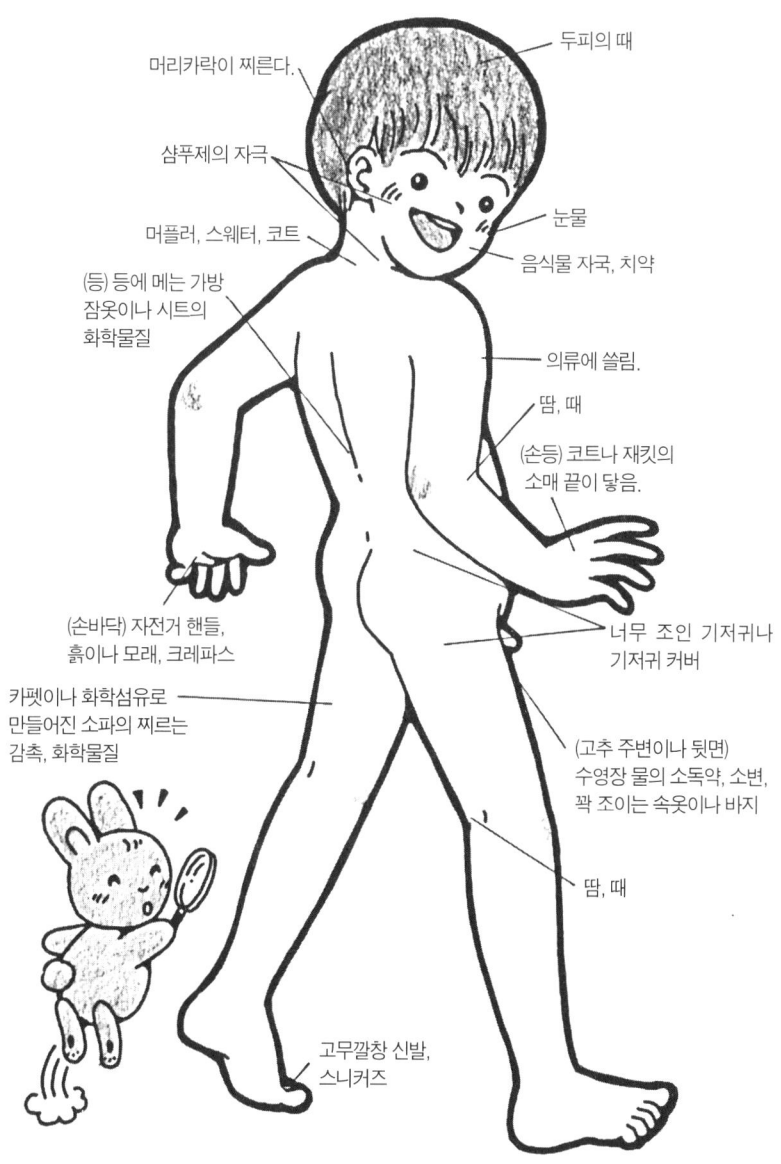

○○○　　아토피 아이의 헤어스타일　　○○○

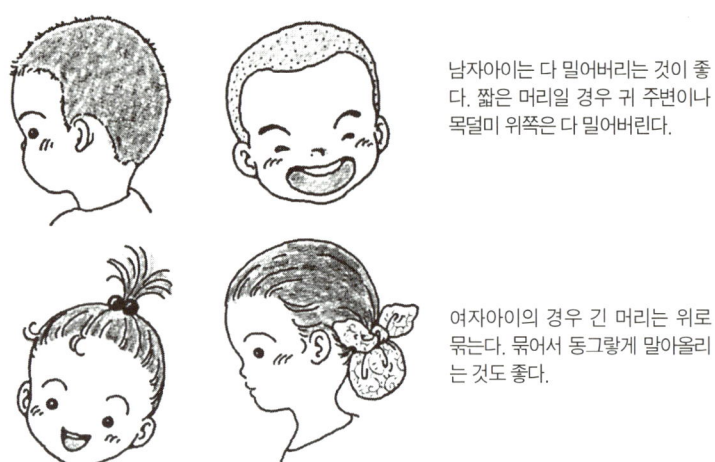

남자아이는 다 밀어버리는 것이 좋다. 짧은 머리일 경우 귀 주변이나 목덜미 위쪽은 다 밀어버린다.

여자아이의 경우 긴 머리는 위로 묶는다. 묶어서 동그랗게 말아올리는 것도 좋다.

사용하는 것도 한 가지 방법이다.

● **머리카락**　울로 된 의류는 조심하면서도 피부를 꼭꼭 찌르는 머리카락의 자극에는 신경 쓰지 않는 경우가 많다. 헤어스타일은 남자아이라면 다 밀어버리고, 여자아이는 뒤로 묶어서 올리는 등 머리카락 끝이 피부에 닿지 않도록 한다.

● **수영장**　수영 후 피부가 빨갛게 변하는 아이가 많다. 소독제가 잔뜩 들어간 수영장 물은 아토피피부염을 악화시킨다. 수영을 좋아한다면 시켜도 좋지만, 수영장에서 나온 후 깨끗하게 씻기고 의사의 지시에 따라 약을 발라두는 것도 좋다. 물에 들어가기를 싫어한다면 무리하게 수영을 시킬 필요는 없다.

• 눈물   울고 난 뒤에는 눈물자국을 깨끗이 닦아주거나 즉시 물로 씻기는 것이 좋다.

〈입 주변〉

• 치약   어린아이에게 치약은 필요 없다. 소금으로 이를 닦는 것도 괜찮다.

• 음식물 자국   식사 중에는 젖은 타월을 준비해 음식물이 묻으면 즉시 닦아주는 것이 중요하다. 더러워진 턱받이나 앞치마는 바로 갈아준다(간단한 '식사용 앞치마' 만들기 참조).

∘∘∘   간단한 '식사용 앞치마' 만들기   ∘∘∘

더러워지면 즉시 뒤집어서 사용한다. 5~6장 준비해두고 언제나 청결한 것을 사용하자. 오래 돼서 뻣뻣해졌다면 새로운 것으로 갈아입힌다.
재료   폭 30cm, 길이 70~80cm의 타월 1장, 1cm 폭의 리본이나 테이프 60cm

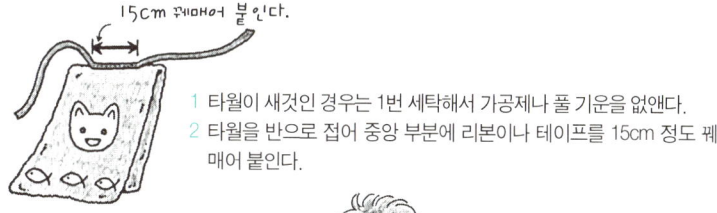

1 타월이 새것인 경우는 1번 세탁해서 가공제나 풀 기운을 없앤다.
2 타월을 반으로 접어 중앙 부분에 리본이나 테이프를 15cm 정도 꿰매어 붙인다.

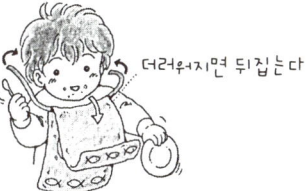

3 식사 중에 더러워지면 즉시 뒤집어서 갈아준다.

〈목이나 턱〉

- 스웨터나 머플러   울 제품은 피부에 직접 닿지 않도록 할 것. 목에는 면으로 된 머플러나 견으로 된 손수건 같은 것을 말아주고, 코트나 재킷이 직접 피부에 닿지 않도록 하는 등 세심한 주의가 필요하다.
- 코트, 재킷   손등에도 습진이 생기는 경우가 많다. 옷깃이나 소매 끝이 닿는 것이 원인이다.

〈귀 뿌리, 귀 주변〉

- 머리카락의 자극으로 세균의 온상이 되는 곳   머리카락을 짧게 자르는 등 귀 주변에는 아무것도 닿지 않게 하는 것이 좋다.
- 옷을 벗길 때 걸린다   귓불이 두툼한 '복귀'를 가진 아이에게 잘 나타나는 현상이므로 주의한다. 앞이 트여 있는 옷을 입히는 것이 좋다.

〈어깨, 겨드랑이, 옆구리〉

- 의복 마찰   소매가 없는 옷은 이 부분을 보호할 수 없고 땀 대책의 의미로도 속옷은 티셔츠 형으로 하는 것이 기본이다.

〈등〉

- 잠옷에 의한 마찰이나 자극, 등에 메는 가방 소재에 함유된 화학물질   잠옷은 평직으로 짠 면제품을 선택한다. 여러 번 빤 천으로 직접 만들어 입히는 것도 좋다. 등에 메는 가방보다는 손에 드는 형태의 가방이

안심된다.

〈손과 팔〉

- 흙이나 모래, 크레파스, 장난감의 염료 등 놀이도구에 의한 자극　실컷 논 다음에는 손을 씻기고 손가락 사이까지 잘 닦을 것(물기가 남아 있으면 피부가 거칠어진다). 원인이라고 생각되는 완구는 되도록 사용을 금지한다. 손바닥이나 손가락 사이는 자전거의 핸들도 범인이 될 수 있다.
- 땀　땀을 흘리면 바로 씻긴다. 추운 계절에는 청결한 젖은 타월로 부지런히 닦고, 닦은 후에는 마른 타월로 눌러서 물기를 없앤다. 마른 타월로 땀을 닦는 것만으로는 효과가 없다.
- 책상의 염료　팔꿈치나 손목에 습진을 만드는 주원인이다. 책상을 바꾸고 팔꿈치를 대고 앉는 습관을 없애게 하거나 긴 소매 옷을 입힌다.

〈다리, 발〉

- 카펫이나 소파(특히 화학섬유로 만들어진 것이나 합성가죽)의 찌르는 감촉이나 화학물질, 정전기　카펫이나 화학섬유로 만들어진 소파에 피부가 직접 닿으면 허벅지나 다리에 습진이 생기는 경우가 많다. 방석을 깔거나 천 커버를 씌운다. 진드기, 먼지 대책을 위해서는 가죽 소파가 좋겠지만 가죽의 염료 때문에 피부염을 일으키는 경우도 있으므로 주의한다.

● 고무깔창 신발이나 스니커즈　맨발로 신발을 신지 말 것. 또는 면으로 깔창을 만들어 매일 깨끗한 것으로 교환한다. 밑바닥까지 전부 가죽으로 되어 있는 신발을 신기는 것도 좋다.

〈음부〉

● 소변　여자아이는 소변을 눈 다음 바로 국부를 씻기거나 젖은 타월로 닦아준다. 남자아이는 소변을 눈 다음 고추를 흔들어서 오줌을 털어주도록 한다. 그렇지 않으면 고추나 그 주변이 가려워지는 경우가 많다.

● 딱 붙는 팬티, 기저귀　사이즈가 맞는 것으로 교환한다. 속옷을 포함해 모든 의류는 면 100% 제품으로 하고 고무가 너무 많이 달려 있는 것은 피한다.

◦◦◦ 사이즈가 맞지 않는 종이 기저귀 조정법 ◦◦◦

사이즈가 딱 맞지 않으면 테이프를 고정시키는 허리뼈 부근에 습진이 생기기 쉬우므로 주의해야 한다. 사용 중인 기저귀가 약간 조여서 한 치수 위를 골랐더니 너무 헐렁할 경우에는 조금만 연구하면 조정할 수 있다.

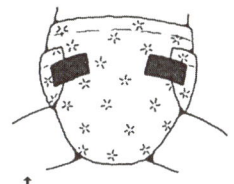

너무 큰 종이 기저귀
배 쪽을 길게 하고 테이프는 밑에서 위로 대각선 방향으로 붙인다.

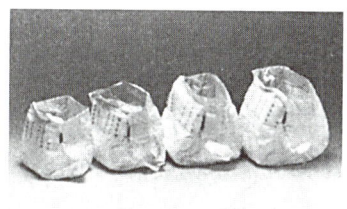

종이 기저귀의 사이즈는 체중에 의한 표시가 일반적이지만, 중요한 것은 허리둘레 사이즈다. 직접 착용해보고 알맞은 사이즈를 선택한다.

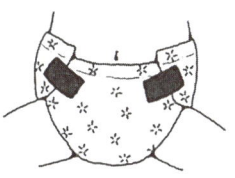

너무 작은 종이 기저귀
엉덩이 쪽을 길게 하고 테이프는 위에서 아래로 대각선 방향으로 붙인다.

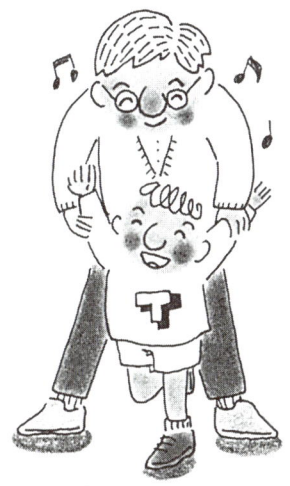

시트나 잠옷의 소재에 주의하자

아토피 아이를 둔 엄마가 의외로 잘 잊어버리는 것이 바로 잘 때의 환경 체크다. 옆으로 누워서 자면 얼굴이 시트에 눌리고, 위로 향하면 몸무게 때문에 등이 시트에 눌린다. 이때 중요한 것은 시트나 베개 커버, 잠옷의 소재다. 피부를 자극하는 화학물질이 들어 있으면 습진의 원인이 되기 때문이다.

아토피에 해로운 대표적인 화학물질은 수축을 방지할 목적으로 사용되는 포르말린 수지가공이 있다. 이것은 2살 이하의 유아용 의류에는 사용이 금지되어 있지만, 시트에는 흔히 사용되는 것 같다. 대부분의 가공제나 마무리제는 세탁하면 빠지므로 새것은 한두 번 세탁한 뒤에 사용하는 것이 좋다.

포르말린 수지는 가구용 합판의 접착제로도 많이 사용되는데, 가스 상태로 공기 중에 퍼지면 옷에 스며드는 성질이 있다. 그러므로 의류를 오랫동안 장롱에 넣어두면 포르말린에 오염되기도 한다. 베이비용 가구는 포르말린을 사용하지 않거나 포르말린 가스 배출을 최소화한 자재를 이용한 친환경 제품을 선택하도록 한다.

생활환경과 습관을 체크한다

과학적인 태도로 생활을 개선해나간다

아토피 체질인 사람은 선천적으로 여러 가지 자극에 약하기 때문에 피부에 트러블이 생겼을 때는 생활 속에서 피부에 해를 끼치는 것이 있는지 실증적이고 과학적인 태도로 생각하는 것이 중요하다.

그러나 이것은 간단한 것 같지만 사실 아주 어려운 일이다. 예를 들어 면 100% 의류가 좋다는 것은 상식적으로 누구나 다 알고 있지만, 단지 원료가 면이라는 것만으로는 반드시 안전하다고 할 수 없다. 뻣뻣하거나 보풀이 이는 등 천을 짜는 방식에 따라 피부를 자극하기도 한다. 또한 수축을 방지하기 위한 수지가공이나 상품의 모양새를 좋게 하기 위해 사용하는 화학풀 등의 마무리제도 문제가 된다. 따라서 나는 항상 "평직(씨와 날을 한 올씩 엇바꾸어 짜는 방법. 와이셔츠가 주로 평직이다.)으로 특수한 가공을 일절 하지 않은 것이 아니면 면

100% 제품이라고 생각하지 말라."고 말한다.

특히 잘 때는 체중이 실리고 땀을 흘리는 경우가 많으므로 의류의 자극이 문제가 된다. 잠옷이나 침구 선택은 신중을 기하자. 잠옷은 낡은 와이셔츠나 목면으로 직접 만들어 입히는 것이 가장 좋다.

입욕법이나 손 씻는 방법을 체크하자

생활 속에서 아무렇지 않게 하는 행동이나 습관의 의미를 생각하는 것도 필요하다. 아토피 아이의 스킨케어에서 가장 중요한 입욕에 대해 생각해보자. 우리는 무엇 때문에 목욕을 하는 것일까? 따뜻하게 하기 위해서? 청결하게 하기 위해서? 아니면 이 둘을 위해서? 또 여름과 겨울에는 그 목적이 달라질까?

입욕의 목적이 몸을 청결하게 하는 것이라 생각하고, 피부에 트러블이 있다는 점을 염두에 둔다면 입욕 방법은 자연스럽게 결정된다. 주안점은 ❶더러워진 부분만을 씻는다, ❷물만으로도 지워지는 때나 얼룩 등은 비누를 사용하지 않는다, ❸북북 문지르는 등 피부에 자극을 주는 행위는 피한다, ❹비누나 샴푸제는 자극이 적은 것을 선택한다 등이다. 또 몸이 따뜻해지면 더 가려워지므로 오랜 시간 욕탕에 몸을 담그는 것은 피하고, 아주 추운 날 외에는 샤워만 하는 것이 좋다.

손을 씻는 습관도 마찬가지다. 외출했다가 돌아왔을 때나 식사 전에 손을 씻어야 하는 것은 누구나 알고 있겠지만, 손이 더러워지면 당장 씻도록 한다. 아토피 아이의 손에 음식물이나 국물 등이 묻어

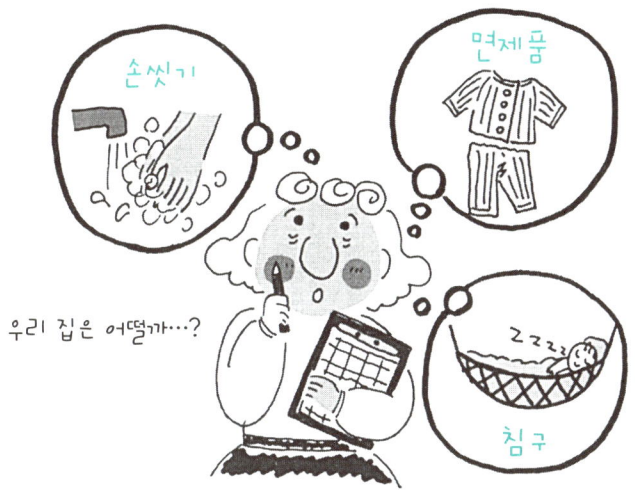

있으면, 손은 습진이 나 있는 곳 어디에라도 닿을 수 있기 때문에 피부를 자극하게 된다. 과일이나 과자를 먹은 뒤에는 반드시 손을 닦아주거나 씻긴다.

진드기, 곰팡이 대책은 집 전체를 체크한다

먼지, 진드기, 곰팡이는 아토피 아이에게 가장 큰 적이다. 대부분의 엄마들은 매일 부지런히 집 안을 청소한다. 공기청정기나 제습기를 사용하는 가정도 늘고 있다. 하지만 정말로 진드기나 곰팡이의 피해를 걱정한다면, 나는 집의 구조를 다시 검토해야 한다고 생각한다.

현대의 집은 대부분 콘크리트 상자와 같은 아파트, 공기도 제대로 빠져 나가지 못할 것 같은 단독주택이 대부분이다. 겨울이라도 난방만 틀면 남국이 따로 없다. 습도·온도 할 것 없이 진드기가 가장 좋아하는 환경을 만들어주고 있는 것이다. 이래서야 아무리 열심히 청소를 해도 제대로 효과를 볼 수가 없다.

가장 좋은 것은 종이와 나무로 집을 만드는 것이지만, 본격적인 목조주택을 새로 짓는 데는 엄청난 돈이 들기 때문에 현실적으로 무리다. 그 대신 조금만 머리를 쓰면 진드기나 곰팡이 피해를 줄일 수 있다. 진드기나 곰팡이는 실내 온도를 낮추면 그 수가 급격히 줄어들므로 창문을 하나 더 만들어 부지런히 환기를 한다든가, 방바닥에 방습 처리를 하는 등의 노력만으로도 큰 효과를 볼 수 있다.

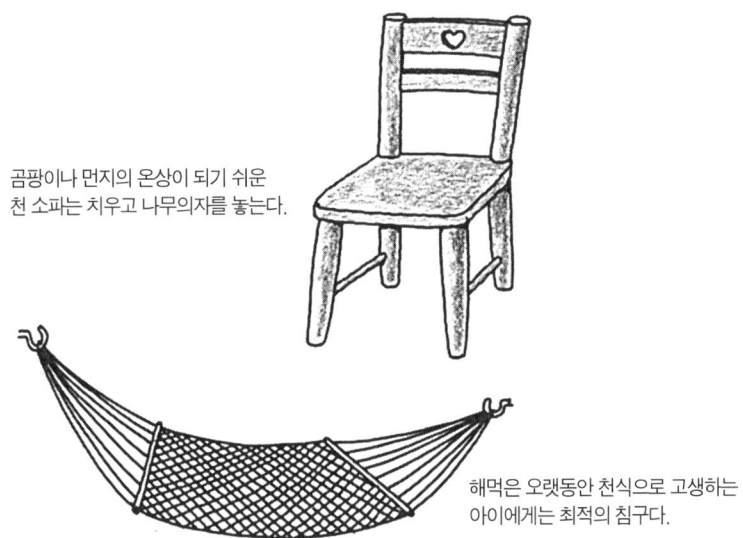

곰팡이나 먼지의 온상이 되기 쉬운 천 소파는 치우고 나무의자를 놓는다.

해먹은 오랫동안 천식으로 고생하는 아이에게는 최적의 침구다.

침대와 이불, 어느 쪽이 좋은가?

침대는 보통 먼지가 적은 지상 30cm 정도의 높이다. 이 점에서는 위생적이지만, 매트리스에는 진드기나 곰팡이가 자랄 가능성이 많다. 이것이 걱정된다면 실내용 해먹을 사용해보는 것도 괜찮다.

진드기가 신경 쓰여 제대로 잠도 못 잘 정도로 예민해지는 것도 문제지만, 천식으로 고생하는 아이에게는 해먹이 무엇보다 좋은 침구가 될 것이다.

현명한 수납방식이 먼지를 줄인다

아토피 아이가 있는 가정에서 절대적으로 피해야만 하는 것은 옷을 옷장에 수납해 두는 일이다. 서랍 구석에 먼지가 쌓여 진드기가 좋아하는 보금자리가 돼버리기 때문이다.

이상적인 수납방식은 옷방을 따로 만들어 옷이나 평소에 사용하지 않는 것을 그곳에 따로 보관해 두는 것이다. 이것이 무리라면 수납 벽 형태의 붙박이 가구를 사용한다. 문을 열었을 때 방바닥과 높이 차가 없도록 설치하면, 청소기가 안에 들어갈 수 있어 편리하다.

천으로 만든 커튼도 먼지의 온상이 되기 쉽다. 먼지가 잘 쌓이지 않는 것은 비닐 코팅된 롤 스크린이다. 물로 닦아주기만 해도 깨끗해진다.

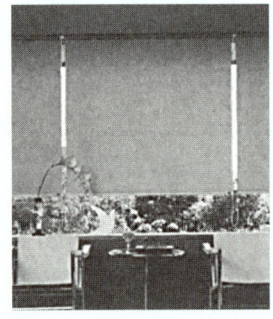
염화비닐로 코팅된 롤 커튼
〈사진제공〉 타치카와블라인드공업

부모나 주변 어른의 행동을 체크한다

아토피피부염은 고치기 힘든 병은 아니지만, 부모나 보육원 교사, 할아버지, 할머니 등 아이를 돌보는 사람의 대응이 좋지 않으면 병이 더 악화돼 오래 가는 경향이 있다. 다음은 잘못된 아토피 대책의 대표적인 예들이다.

이런 잘못된 행동을 하고 있지 않습니까?

❶ 아이에게 "긁지 마."라고 끊임없이 말한다

아토피피부염에 대응하는 데 있어서 가장 나쁜 것은 아이에게 "긁으면 안 돼!"라고 끈질기게 계속 말하는 것이다. 하지만 긁으면 안 된다는 말을 들어도 아이는 그만두지 않는다. 그런데도 효과가 조금도 없는 말을 반복하는 것은, 좀 심한 말 같지만, 결과적으로 아이를 괴롭히는 것이 된다. 또한 감수성이 예민한 아이는 엄마의 관심을 끌기 위해 더 심하게 긁어대는 경우도 있다.

"긁지 마!"라고 혼내는 것보다 안 긁게 하는 방법을 찾아보자. 낮에 열심히 뛰어놀게 해서 밤에 곯아떨어지게 하거나, 낮잠을 자기 때문에 밤에 잠을 안 자는 경우에는 낮잠 자는 습관을 없애는 등 어른의 지혜로 표 나지 않게 처리하는 것도 좋을 것이다.

❷ 싫어하는데도 힘으로 윽박질러 약을 바른다

습진은 좋아지기 시작할 때가 중요하다. 의사가 이제 괜찮다고 할 때까지 끈기 있게 약을 바르자. 하지만 아이가 약을 바르기 싫어하면 매일 아침저녁 2번씩 계속하는 것이 만만치 않다. 그럴 때는 힘으로 윽박질러 억지로 바르는 것이 아니라, "엄마랑 같이 치료하자, 응?" 하고 상냥하게 말하면서 아이가 자발적으로 동참하게끔 유도한다. 초등학생 이상이면 바르는 방법을 가르쳐주고 스스로 바르도록 하면 더욱 효과적이다.

❸ 음식을 나쁜 것으로 취급한다

"초콜릿을 먹었으니 오늘은 가려워도 참아!" 등 먹고 싶은 마음이 죄라는 식으로 말을 하면 아이에게는 엄청난 스트레스가 된다. 식사를 제한해야만 하는 경우라도 그 식품이 집 안에서 그냥 사라진 것처럼 자연스럽게 해야 한다.

○○○ 이런 행동을 하고 있지는 않습니까? ○○○

❶ 아이에게 "긁지 마."라고 계속 말한다.

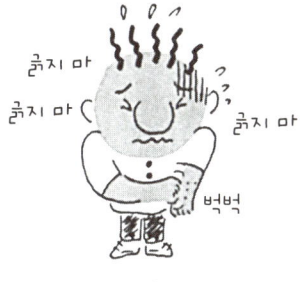

❷ 싫어하는 아이를 힘으로 윽박질러 약을 바른다.

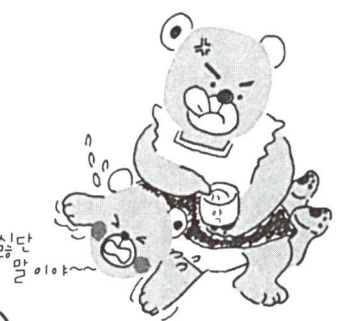

❸ 음식을 나쁜 것으로 취급한다.

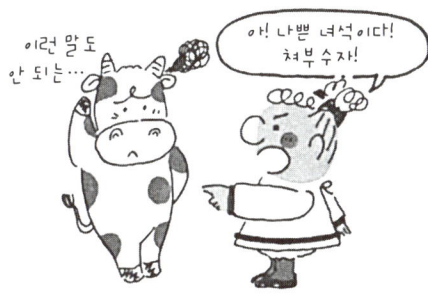

❹ 빨리 고치고 싶어 안달한다.

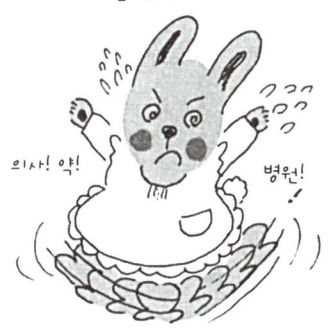

❺ 병을 핑계로 아이의 행동을 제한한다.

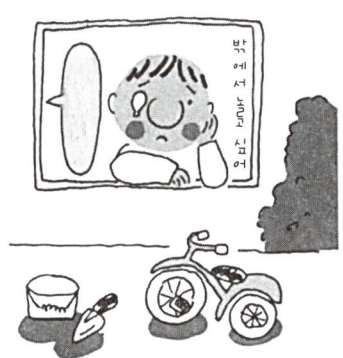

❹ 빨리 고치고 싶어 안달한다

커서도 아토피피부염이 좀처럼 낫지 않는 것은 여러 가지 원인이 있겠지만, 일반적으로는 선천적인 체질 때문이다. 그런데도 "왜 안 낫지? 왜 안 낫는 거야?"라고 지나치게 걱정하고 병원을 여기저기 전전하는 등 아이에게 부담을 주는 부모가 꽤 많다.

이런 경우에는 잠시 '우리 아이가 아토피다.' 라는 사실을 잊어버리고 보통 아이와 똑같이 대해보자. 긴장이 풀리면서 의외로 좋은 결과를 얻을 수도 있다.

❺ 병을 이유로 아이의 행동을 제한한다

모래가 깔린 놀이터에서 놀면 손이 거칠어진다는 이유로 놀이터에 안 내보낸다는 엄마들이 있다. 땀을 흘리면 피부에 뭐가 생기니까 여름에는 에어컨을 켠 실내에만 있게 한다는 사람도 있다. 하지만 모래가 묻으면 깨끗하게 씻긴 후 약을 바르면 되고, 땀을 흘리면 그때마다 물로 씻기면 된다. 아이는 건강하게 놀면서 성장한다. 병을 이유로 실내에 가둬두어서는 안 된다. 건강하게 놀아서 습진이 안 낫는다면, 차라리 습진에 대해 포기하는 편이 나을지도 모르겠다.

아토피피부염의 가족요법

아토피피부염의 경우에는 가족 관계로 인해 질환을 악화시키는 요소가 있는지를 조사해서 적절한 어드바이스를 함으로써 증상이 상당히 호전되는 일이 있다.

    가족 누군가에게 문제가 있어서 증상이 심해진다는 것이 아니라, 환자를 둘러싼 가족 전체의 관계를 다시 생각해보자는 것이다.

    예를 들어 히라카병원 피부과의 오카베 선생은 가족요법으로 다음과 같은 과제를 내서 큰 효과를 거두고 있다.

❶ 아빠의 협력을 받는다
약을 바르거나 먹이는 등 치료에 아버지를 참가시키면 엄마에게 큰 힘이 된다.

❷ 아이가 어떨 때 긁는지 살펴보고 긁지 않는 상황을 만든다
게임에 열중해 있을 때는 아이가 긁지 않는다면 마음껏 게임을 즐기도록 한다.

❸ 더 긁게 한다
가족(특히 엄마)의 주목을 받고 싶어서 일부러 긁는 경우에는 이 방법으로 그 효력이 없어진다.

❹ 부모의 관심을 다른 형제 자매에게 돌린다
엄마가 간섭이 심한 타입이라면 엄마의 관심이 다른 가족에게로 향할 때 아이는 해방감을 느끼고 편안해한다.

❺ 가족에게 고행을 시킨다

어떤 음식을 금지하는 등 가족 전원이 협력해서 힘든 일을 극복하면, 그것이 좋은 영향을 미친다.

이런 과제를 가족이 협력해서 완수함으로써 습진이 호전돼가는 것을 보면, 아토피피부염이란 정말 복잡한 질환이라는 생각이 절실히 든다.

 아토피피부염을 악화시키는 심리적 요인으로 가장 대표적인 것이 엄마와 아이의 관계가 지나치게 밀착되어 있는(과보호, 지나친 간섭) 경우, 또는 반대로 엄마가 아이에게 무관심해서 모자 관계가 소원한 경우다. 이 책을 읽고 있는 엄마들의 경우, 후자에 대한 염려는 안 해도 되겠지만, 열심히 노력하는 그것이 오히려 역효과가 되는 경우도 있다. 항상 냉정한 눈으로 자신을 되돌아보는 자세가 중요하다고 생각한다.

▼ 약과 잘 사귀는 법
약으로 아토피피부염의 악순환을 끊을 수 있다

피부의 자연스러운 회복력을 이끌어낸다

아토피피부염으로 병원에서 처방받는 약에는 내복약과 바르는 약이 있다. 내복약은 잘못된 사용법이라는 것이 특별히 없다. 바르는 약은 올바른 방법을 알고 있는 경우와 그렇지 않은 경우에 그 효과가 전혀 다르다.

바르는 약은 아토피피부염이라는 질환 그 자체를 근본적으로 치료하는 게 아니다. 가려움증과 염증을 진정시키거나 피부를 보호해서 자극으로부터 지키기 위한 것이다. 어디까지나 겉으로 나타난 증상을 누르는 대중치료법인 것이다. 즉 바르는 약으로 '가려우니까 긁는다, 긁으니까 습진이 악화된다.'는 악순환을 끊는 것이 목적이다.

일단 병이 난 피부는 자극에 대해 더욱 민감해지며, 아토피피부염은 가려움증이 매우 심하므로 긁게 되고, 결국 짓물러서 낫기가 점점 더 어려워진다. 따라서 하루라도 빨리 대처하는 것이 중요하다. 건강한 피부는 자연스럽게 저항력이 생기므로 조그마한 자극으로는 병을 일으키지 않는다.

약으로 병을 억누르는 것이 아니라 피부의 자연스러운 회복력이나 저항력을 이끌어내는 계기를 만드는 것이 바로 바르는 약에 의한 치료의 기능이라고 생각한다.

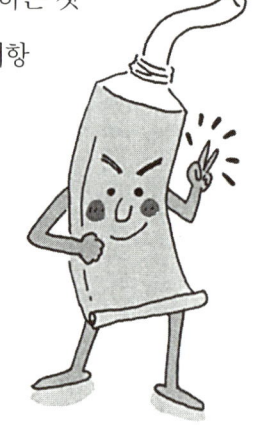

날 한번 잘 사용해봐.

바르는 약을 잘 사용하는 법

습진을 치료하는 데 부신피질 호르몬제(스테로이드제)의 약효에만 의지하는 것은 결코 좋지 않다. 부신피질 호르몬제의 부작용은 잘 알려져 있지만 "무서운 약이니까 사용하지 말자."는 뜻이 아니다. 오히려 효과가 좋은 약이므로 필요한 양만 최저한으로 잘 사용해서 아토피 피부염을 치료해나가는 노력이 중요하다.

다음은 바르는 약을 잘 사용하기 위한 3가지 포인트다.

❶ 부신피질 호르몬 연고는 최저한의 필요한 양을 사용한다

부신피질 호르몬제에는 강한 것과 약한 것이 있다. 증상이 심할 때는 강한 것을 단기간만 사용하고(길어도 2주일), 증상이 좋아지면 약한 부신피질 호르몬제나 비스테로이드 연고로 바꾼다.

❷ 바르는 약에만 의지하지 않는다

바르는 약에만 의지하면 밤에 가려워서 잠을 잘 수 없을 때에는 아무래도 강한 약을 선택하게 된다. 따라서 항히스타민제 등의 내복약을 병용해서 가려움증을 진정시키자. 낮에 충분히 놀게 하는 등 잠을 잘 잘 수 있는 조건을 만들어주는 것도 중요하다.

❸ 생활면에서의 아토피 대책도 잊지 말자

일광욕으로 피부를 튼튼하게 하고, 의류나 샴푸제의 자극을 피하는 등 근본적인 대책을 함께 실시하면서 약의 사용량을 점점 줄여나갈 수 있다.

약의 사용량을 최소한으로 억제하는 데는 약의 사용상황을 일기 형식으로 기록하는 것도 좋은 방법이다.

　사용한 약의 종류나 양, 증상의 정도 등을 매일 메모해두자. 일기를 보면서 약의 양을 줄이는 것을 목표로 하면 치료에 대한 자극도 된다. 또한 약의 사용량이 많은 시기는 증상이 악화됐을 때이므로 그때 어떻게 생활했는지를 되돌아보는 것은 아토피피부염의 진짜 원인을 찾는 열쇠가 된다.

강한 약과 약한 약을
구분해서 사용하는 방법

아토피피부염에 사용하는 가장 대표적인 약이 부신피질 호르몬제가 들어간 연고이다. 상당히 효과가 좋은 약으로 새빨갛게 짓무른 심한 습진도 2~3일 지나면 깨끗해질 정도로 강력하다. 반면에 부작용이 커서 부신피질 호르몬제라는 소리만 들어도 거부반응을 일으키는 사람도 적지 않다.

그러나 약을 무턱대고 두려워하는 것은 잘못이다. 좋은 약이 있는데도 습진으로 짓무른 피부를 그대로 놔두고 힘들게 생활할 필요는 없다.

또한 증상에 맞지 않는 약한 약만 사용하면 효과가 없어서 계속 사용하게 되므로 결과적으로 약을 과용하게 된다. 약은 위험부담(부작용)과 이익(약효)을 저울질하면서 사용하는 것이다. 효과만 능숙하게 끌어내고 위험한 부작용을 피하는 현명한 사용방법을 알아두는 것

○○○ 바르는 약을 잘 사용하는 법 ○○○

❶ 강한 약은 단기간 집중적으로 사용한다(2주일 이내).

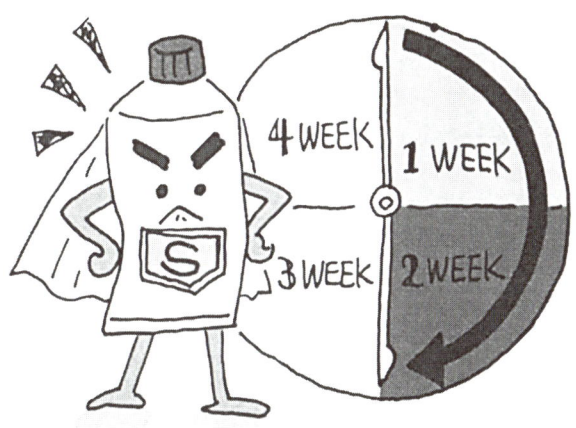

❷ 상태가 좋아지면 즉시 약한 약으로 바꾼다.

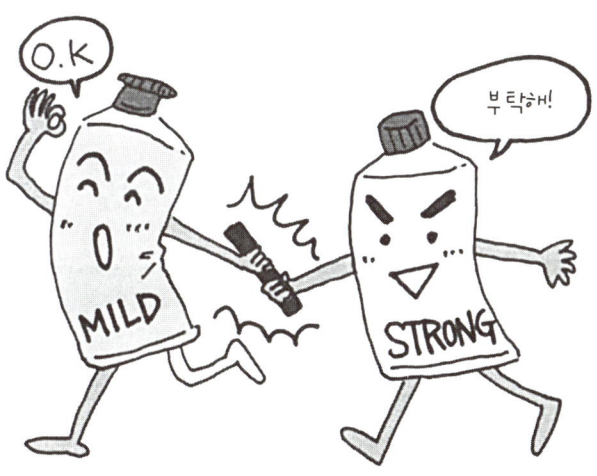

부작용도 없고 깨끗한 피부로!

이 좋다.

바르는 약은 피부에 나타나는 부작용이 문제다

중요한 점은 역시 부신피질 호르몬제의 장기 사용을 피하는 것이다. 부신피질 호르몬제의 부작용은 온몸에 나타나는 것과 약을 바른 부위에만 나타나는 것이 있는데, 올바른 방법으로 사용하면 바르는 약으로 온몸에 부작용이 생기는 일은 없다.

피부에 나타나는 부작용은 피부가 붉어지거나 얇아지고, 여드름이 생기거나 다모증(多毛症) 등이다. 때로는 모세혈관이 확장돼서 달아오르거나 쉽게 출혈이 일어나는 등의 증상이 있다. 그러나 이런 부작용도 강한 부신피질 호르몬제를 장기간 사용하지만 않으면 방지할 수 있다. 그래서 피부과에서는 30종 이상이나 되는 부신피질 호르몬제를 작용의 세기에 따라 크게 5가지로 분류해서 사용하고 있다.

아이의 경우는 아무리 증상이 심해도 '베리 스트롱' 이상의 강한 약은 사용하지 않으며, 2주일이 지나면 더 약한 약으로 바꾼다. 의사의 설명을 자세히 듣지도 않고 약을 아무렇게나 사용하면 생각지도 못한 부작용을 초래하게 되므로 충분히 주의하기 바란다.

부신피질 호르몬제의 세기 (병원에서 처방되는 약)

강도	상품명
Class 1 매우 강력한 제제	크로벡스 로션 더모베이트 연고, 크림, 로션 네리소나 연고
Class 2 강력한 제제	에스파손 겔
Class 3 강력한 제제	큐티베이트 연고
Class 4 중등도 제제	더마톱 연고 아드반탄 연고, 크림
Class 5 중등도 제제	큐티베이트 크림 유모베이트 연고 더마톱 크림 락티케어 제마지스 로션
Class 6 약한 제제	데스오웬 연고, 크림, 로션 유모베이트 크림
Class 7 매우 약한 제제	락티케어 HC 로션

부신피질 호르몬제의 세기가 다양한 이유는?

부신피질 호르몬제(바르는 약)는 기제(基劑 : 바셀린 등)에 부신피질 호르몬을 첨가해서 만든다. 따라서 호르몬제의 종류는 약에 따라 다르므로 약의 세기도 센 것부터 약한 것까지 다양해진다. 일반적으로 강한 약일수록 부작용도 강하지만, 약효는 강해도 피부에 작용한 다음 재빨리 분해돼 부작용이 없는 타입도 있다.

또한 기제에 첨가하는 부신피질 호르몬의 양에 따라서도 세기의 차이가 나타난다. 약한 약이라도 장기간 사용하거나 너무 두껍게 바르면 부작용이 커지므로 주의해야 한다.

습진 진행가능증상을
없애는 지속적인 방법

습진 진행가능증상에 요주의!

부신피질 호르몬제 연고나 크림을 사용하면 심한 습진도 의외로 간단히 진정된다. 하지만 아토피피부염은 그 이후의 치료가 중요하다.

　피부 표면이 매끈하고 피지로 덮인 건강한 피부로 돌아가면 걱정 없겠지만, 아토피 아이의 경우에는 그렇게 간단히 정상적인 상태로 회복되지는 않는다. 오돌토돌한 것들이나 진물이 사라져도 거칠거칠하고 건조한 부분이 남아 있다면 이것은 습진 진행가능증상이다. 배나 옆구리를 자세히 관찰하자.

　그런 부분은 바르는 약으로 끈기 있게 치료해서 습진으로 진행하지 않도록 한다. 매끈매끈한 피부가 되면 작은 자극으로는 질환을 일으키지 않는다.

바셀린이나 보습제로 피부를 보호한다

피부과에서는 습진이 도지는 것을 방지하기 위한 유지요법을 중시한다. 약한 부신피질 호르몬제 연고를 바셀린으로 중화시킨 것이나 비스테로이드 면역조절제로 일컬어지는 약을 끈기 있게 사용해서 피부를 보호하는 것이다. 보습제를 바른 후 심한 부분에만 부신피질 호르몬제 연고를 조금 덧발라두도록 지도하는 의사도 있다.

나는 약효 성분이 들어 있지 않은 단순한 보습제를 장기간에 걸쳐 바르게 해서 증상을 억제하도록 하는 경우도 있다. 보습제라는 것은 화장품의 크림이나 로션과 같은 작용을 하는 것이므로 수분을 유지하는 성분이 들어 있다.

보습제는 엄밀히 말하면 약은 아니다. 하지만 약은 되도록 안 쓰는 것이 좋다는 것이 내 생각이고, 따라서 약효가 없는 것을 처방하기도 한다. 그러면 불필요한 약제를 사용하지 않게 돼 부신피질 호르몬제의 사용량을 격감시킬 수 있는 것이다.

치료를 중간에 그만두면 도진다

의사들은 어떻게 하면 소량의 약으로 증상을 컨트롤할 수 있는지를 생각하고 세밀한 테크닉을 구사한다. 그러려면 환자가 부지런히 피부과를 찾아와야만 가능하다. 형제 자매가 전에 사용했던 약을 그대로 사용하거나, 조금 좋아졌다고 아이는 데리고 오지 않고 약만 받아 가거나, 마음대로 약을 끊었다가 다시 상태가 나빠져서 병원에 오는 것을 반복하는 엄마가 많은 것이 현실이다. "좋아지긴 했는데 약을 그만둬도 될까요?"라고 확인하러 오는 사람은 거의 없다.

　약 사용법을 제대로 마스터하면 병원을 드나드는 횟수도 줄어들 것이므로 완전히 좋아져서 "더 이상 오지 않아도 좋습니다."라는 말을 들을 때까지 부지런히 찾아가도록 하자.

연고와 크림, 로션을
바르게 구분해서 사용한다

약을 잘 사용하기 위해 우선 약의 기제(基劑)에 주목해보자

기제란 연고 따위의 약을 만드는 기본 물질로서 약효성분을 녹인 것이다. 기제는 크게 나누면 3종류가 있다.

❶ **연고**　끈끈한 기름 종류로 광물유(鑛物油)인 바셀린이 대표적이다. 튜브나 크림통에 넣는다.

❷ **크림 상태**　화장품의 크림과 비슷하며 흰색이다. 주로 물과 기름을 유화(乳化 : 에멀션 상태로 만드는 것)시켜 만든다. 대개 튜브에 넣는다. 유액처럼 로션 상태로 끈적거리지 않고 부드러운 타입도 있다.

❸ **로션**　약제를 물이나 알코올에 혼합, 용해시키는 액체성 약제로 삼출성(진물 나는) 병변이나 모발이 있는 부위, 피부가 접히는 부위에 사용하기 좋다.

피부과에서 바르는 약을 처방받은 사람은 지금 처방전을 꺼내서 어느 쪽 타입인지 확인해보자. 증상을 잘 관찰해서 양쪽을 적절하게 구분해서 사용하는 것이 기본이다.

진물에는 로션, 건조 상태에는 크림, 연고

용액이나 로션은 진물이 나오거나 피부의 표면(표피)이 벗겨져 끈끈해지거나, 붉고 오돌토돌한 것이 당장이라도 터질 것 같을 때 바른다. 부스럼 딱지가 있을 때에도 로션을 발라준다. 이런 상태의 피부에 크림을 바르면 유화제가 자극을 주어 증상을 더 악화시킬 수 있다. 또한 겨울철에 피부가 건조해졌을 때 크림 기제의 약을 바르면 따갑거나 얼얼해진다. 이런 때에는 피부를 촉촉하게 하는 유성 연고가 적합하다.

크림은 거칠거칠해도 표피 그 자체가 완전히 존재하는 부위, 즉 찢어지거나 진물이 나오지 않는 곳에 바른다.

이처럼 바르는 부위를 구분해서 사용해달라고 부탁해도 "어려워서 못하겠어요."라고 말하는 엄마가 있다. 구분하기 힘들면 로션을 바르도록 한다. 진물이 나는 곳에 크림을 발라 발생하는 악영향은 잘못해서 로션을 발랐을 때보다 그 영향이 훨씬 더 크기 때문이다.

목욕을 마치고 습진이 있는 곳에 먼저 부신피질 호르몬제 연고를 바르고, 크림인지 연고인지 헷갈리는 곳에는 보습제만 바른다. 따라서 아이가 아프다고 싫어하면 그 부분에만 약한 부신피질 호르몬제 연고를 덧바른다. 이 방법을 쓰면 쓸데없이 넓은 면적에 부신피질 호르몬제를 바르지 않아도 된다.

○○○ 기제 사용의 분류 방법 ○○○

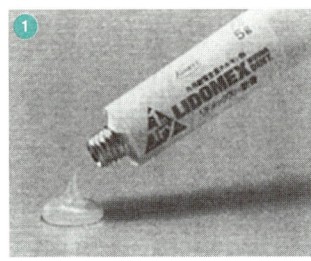
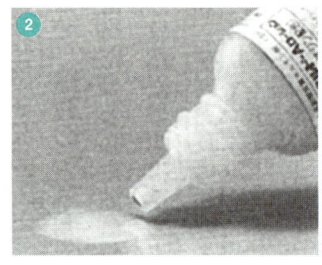
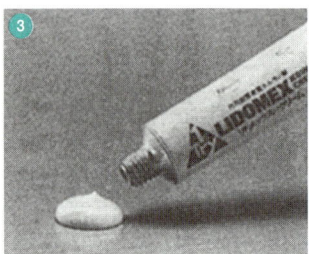

① 바셀린 등을 기제로 하는 유성 연고는 모든 곳에 사용할 수 있다.

② 로션 기제는 진물이 나는 병변이나 모발이 있는 부위에 사용한다. 얇게 펴서 바를 수 있는 것이 장점이다.

③ 크림 기제의 연고는 피부가 벗겨져 진물이 나는 부분이나 부스럼 딱지가 있는 곳에는 사용할 수 없다.

연고를 사용한다면
이런 입욕법을 알아두자

아토피피부염의 어떤 증상에도 안심하고 사용할 수 있는 것이 바셀린을 기제로 하는 연고이다. 피부과에서 처방받는 약은 연고뿐이라고 생각하는 사람도 많은 것 같은데, 사실 연고는 역사가 오래 된 약이다. 하지만 올바른 사용법을 알고 있는 사람이 상당히 드문 것 같다.

연고는 완벽하게 없앤 후 다시 바른다

연고의 특징을 떠올려보자. 연고는 끈끈한 기름에 약효 성분을 녹인 것이다. 기름은 물만으로는 녹지 않는다. 따라서 비누로 씻지 않는 한 계속 피부에 남아 있다.

그럼 피부에 묻은 기름을 그대로 놔두면 어떻게 될까? 크림의 뚜껑을 열어 놓은 채 놔두면 하루 만에 먼지투성이가 되는 것만 봐도 알 수 있듯이, 기름은 먼지나 때가 끼기 쉽다. 게다가 피부는 땀을 흘리거나 지방을 분비하기도 하므로 이런 것들과 약이 뒤섞이면 그것만으로도 습진을 악화시킨다.

20년쯤 전까지는 피부과에서도 비누가 습진을 악화시킨다고 믿고 있었던 터라 지금도 비누를 사용하지 않는 사람이 있다. 그러나 비누에 의한 자극은 일시적인 것이다. 문제삼을 정도는 아니다.

"저희는 매일 목욕을 시키고 있어서 괜찮아요."라고 말하는 사람도 연고가 정말로 안 남아 있는지 한 번 더 체크해보자. 기름때는 한두 번 손으로 문지른다고 빠지지 않는다. 흔히 쓰는 알칼리 비누를 충분히 거품을 내서 손가락으로 살짝 문지르거나, 비누로 4~5번 정도 문질러야 빠질 것이다.

연고요법은 올바른 입욕법을 병행해야 효과를 얻을 수 있다. 바르는 약이 듣지 않는다는 사람은 우선 이것을 제대로 실행해보자(입욕법에 대해서는 182쪽 참조).

샴푸하기 전에 연고를 바른다

지금까지 몇 번이나 지적한 것처럼 샴푸제가 얼굴이나 목, 귀 뒷부분이나 등에 흘러내리면 피부가 자극을 받아 아토피피부염을 일으킬 수 있다. 이를 방지하기 위해서 입욕 전에 백색 바셀린이나 약한 부신피질 호르몬제 연고를 발라두고, 샴푸한 뒤에 비누로 연고를 깨끗이 씻는다. 만일 습진이 있다면 다시 한 번 약한 부신피질 호르몬제 연고를 발라둔다.

이 방법은 연고를 피부 보호제로 이용하는 것이다. 모두가 두려워하는 부신피질 호르몬제 연고도 이렇게 사용하면 걱정 없다.

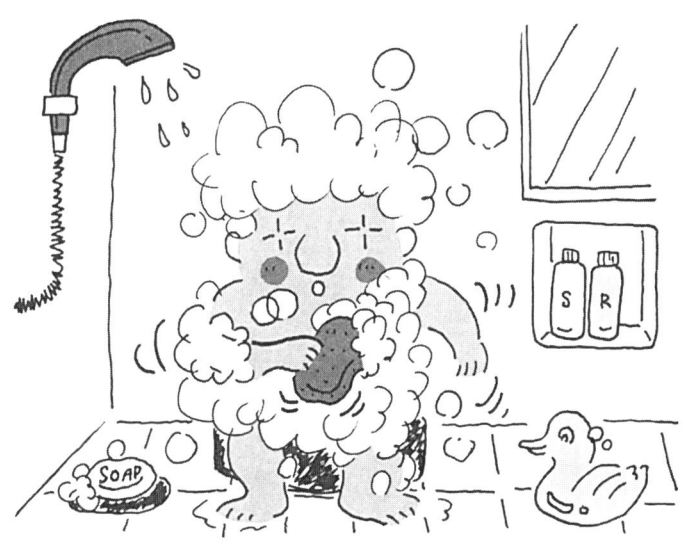

바르는 약은 매일 목욕할 때 깨끗하게 없앤 다음 청결한 피부에 다시 바른다.

바르는 순서나 횟수, 손을 움직이는 방법에 따라 효과가 달라진다

나는 환자에게 자주 "연고를 집에 가지고 가는 것만으로는 습진이 낫지 않습니다."라고 말한다. 이상한 말이지만 실제로 약을 받아가기만 하고 바르지를 않는다. 전혀 안 바르는 것은 아니지만, 바르는 방법이 잘못됐거나 횟수가 너무 적거나 바르는 시기가 적절하지 않은 경우가 많다. 의사의 눈으로 보면 바르지 않은 것과 같다고 생각될 때가 너무 많다.

횟수를 정하는 것보다 필요한 양을 충분히 바른다

의사들이 '필요한 양만 최소로' 등의 말을 하면 환자들은 괜히 더 무서운 약이라고 생각해서 약을 전혀 바르지 않는다. 그래서 보통 아침, 점심, 저녁이나 하루에 2번이라는 식으로 횟수를 정해준다. 하지만 약은 횟수를 정하는 것보다 증상을 없애는 데 필요한 양을 제대로 사용하는 것이 올바른 사용법이다.

땀을 흘리거나 옷에 쓸리거나 목욕을 하면 약은 씻겨 내려가거나 닦여 없어지므로 부지런히 발라주지 않으면 안 된다. 또한 증상이 나타난 곳은 전부 약을 발라야만 좋아진다. 밤에 자기 전에 눈에 띄는 곳에만 바르고 끝내서는 안 된다. 어디에 어떤 약을 몇 번 바르면 좋은지 잘 모르면 의사에게 자세히 물어보도록 한다.

여름과 겨울에 효과 있는 약이 다르다

같은 스테로이드제라도 증상이나 계절에 따라 크림 상태의 제품, 투명하고 끈적끈적한 바셀린 기제의 연고, 희고 탁한 로션 등을 구분해서 사용한다.

여름에는 산뜻한 감촉의 크림 상태의 약이 좋지만, 겨울에는 크림에 의한 탈수작용 때문에 피부가 건조해지고 따끔따끔한 자극을 느끼는 경우가 많으므로 유성 연고로 바꾸어 준다. 머리 부분에는 바르기 쉬운 로션 타입을 얇고 넓게 바르고, 부작용이 나타나기 쉬운 얼굴이나 목에는 약한 스테로이드제를, 팔꿈치 등 피부가 두꺼운 곳에는 비교적 강한 것을 바른다.

이런 구분은 의사가 아니면 할 수 없으므로 겨울에 갑자기 습진이 심해졌다고 여름에 받은 약을 바르는 행동을 해서는 안 된다. 증상이 변하면 즉시 진찰을 받고 적절한 약을 처방받도록 하자.

손가락 끝으로 문질러서 바르는 것이 아니라 손가락 아랫면으로 살짝 바른다

효과를 좋게 하려고 약을 문질러서 바르는 사람이 있는데 이것은 좋지 않다. 아토피 아이의 피부는 문지르거나 비비는 등 기계적인 자극에 민감하다. 힘주기가 쉽지 않은 가운뎃손가락과 넷째손가락을 사용해 살짝 펴서 바르는 것이 좋다.

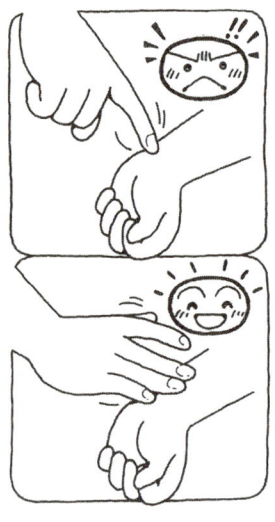

약은 손가락 끝으로 문질러서 바르지 말고, 손가락 아랫면으로 조금씩 얇게 바른다.

다만 부신피질 호르몬제 연고는 너무 많이 바르지 않도록 주의한다. 특히 강도가 센 약을 사용할 때는 건강한 다른 피부에 묻지 않도록 신경 쓴다. 약한 부신피질 호르몬제 연고나 비스테로이드 연고를 비교적 넓은 면적에 발라두고, 심한 부분에만 그 위에 다시 강한 연고를 덧바르는 것도 좋은 방법이다.

끈적끈적한 연고는 펴서 바르는 것이 힘들어서 두껍게 발라지기 쉽다. 되도록 얇게 바르는 것이 중요하다. 바르기 쉬운 로션 타입은 일단 손바닥에 덜어놓고 적은 양을 정성껏 펴서 바르는 것이 비결이다.

약을 바르는 순서는 약한 약부터 강한 약으로

목욕 후 약을 바를 때 어떤 순서로 바르고 있는가? 대부분의 엄마들은 옷을 입히기 전에 먼저 몸에 바르고 잠옷을 입힌 후 얼굴에 발라주는 것 같다. 하지만 얼굴에 바르는 것은 비스테로이드제, 몸에는 스테로이드제를 처방받는 경우가 보통이다. 따라서 몸에 먼저 바르고 얼굴에 바르는 경우는 몸에 바른 약이 얼굴에 묻게 된다.

약을 바르는 순서는 얼굴처럼 피부가 약한 부분에서 시작해 손발과 같이 피부가 두꺼운 곳으로, 또는 약한 약에서 강한 약 순서로 바르는 것이 기본이다. 강한 약부터 시작할 때는 약을 바꿀 때마다 손을 씻는다. 랩 같은 것을 손에 감고 약을 바꿀 때마다 새로운 것으로 교환하는 방법도 좋다.

아이에게는 너무 강한 약은 처방하지 않지만, 그래도 여성은 남성보다 스테로이드제의 부작용이 나타나기 쉽다. 따라서 손에 묻은 연고가 엄마의 뺨이나 눈 주위 등 피부가 민감한 곳에 묻지 않도록 반드시 손을 씻는다.

약을 바르는 타이밍에도 주의를 기울여라

갓난아기는 목욕으로 따뜻해진 몸이 식기 전에 잠자리에 들어야 한다고 의료기관 등에서 지도하는 탓인지 자기 직전에 목욕을 시키는 엄마가 많은 것 같다. 하지만 아토피 아이의 경우, 목욕의 첫째 목적은 몸을 청결하게 하는 것이다. 집에 돌아오면 밖에서 묻혀온 먼지나 꽃가루, 진흙 등을 되도록 빨리 씻어서 없애는 것이 좋다.

약의 효과를 좋게 하기 위해서도 자기 1~2시간 전에 목욕을 하고 약을 발라두는 것이 중요하다. 몸이 따뜻해지면 가려움증이 심해지므로 목욕 후 바로 잠자리에 들면 힘들게 약을 발랐어도 효과가 나타나기 전에 긁기 시작한다. 저녁 무렵이 무리라면 적어도 목욕 후에는 조금 놀게 하거나 책을 읽어줘서 몸의 열을 가라앉힌 다음 재우는 것이 합리적이다.

또한 유아의 경우는 낮잠을 잘 때도 이불 속에 들어가면 가려워져서 잠을 못 자는 경우가 있다. 이럴 때에는 식사 전에 손을 씻기거나 몸에 묻은 먼지나 흙을 닦은 다음 심한 곳만이라도 약을 발라주는 것이 좋다. 3~4세가 돼서 체력이 붙으면 기회를 봐서 낮잠 습관을 없애는 것도 한 방법이다.

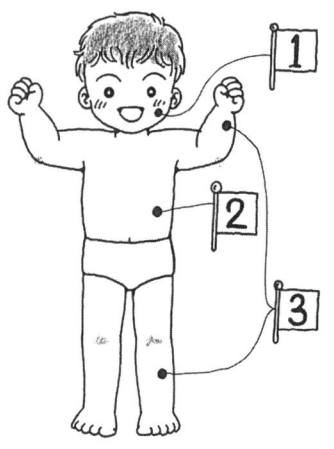
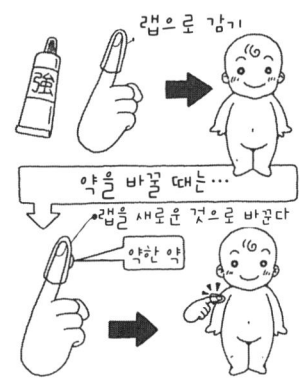

약을 바르는 순서는 얼굴에서 몸, 팔다리 순으로

스테로이드제는 정말 무서운 약인가?

올바른 치료를 하지 않기 때문에 부작용이 일어난다

흔히 부신피질 호르몬제(스테로이드제)는 부작용 때문에 사용해서는 안 된다고 말한다. 그렇다면 이 약이 그렇게 무서운 것일까?

물론 부신피질 호르몬제가 들어간 연고를 장기간 사용한 탓에 부작용이 생겨 병원을 찾아오는 사람은 여전히 많다. 하지만 자세히 살펴보면 그런 사람들의 절반 정도는 화장품 독이나 원인불명의 습진으로 약국에서 파는 습진 치료제를 사서 제멋대로 발랐다가 부작용이 생긴 경우다. 피부과에서 치료를 받았다면 부작용은 없었을 것이다. 그러므로 올바른 치료를 받지 않아서 생긴 부작용이라고 할 수 있다. 무서운 것은 부신피질 호르몬제가 아니라 잘못된 약의 사용방법이다.

부신피질 호르몬제 내복약은 사용하지 말 것

부신피질 호르몬제는 신장(콩팥) 위에 있는 부신(곁콩팥) 주변에 있는 부신피질이라는 곳에서 분비되는 호르몬을 인공적으로 합성한 것이다. 이 약은 피부의 염증을 가라앉히는 강력한 작용이 있어 아토피피부염에 국한되지 않고 광범위한 피부질환에 탁월한 효과를 발휘한다.

피부가 붉게 부풀어오르거나 물집이 생기는 것은 외부 충격의 데미지를 피부의 깊은 곳까지 전달하지 않도록 하는 인체의 방어반응인데, 그 결과 화상의 경우는 불에 덴 흔적이 남거나 염증의 가려움이 심해지는 등 마이너스 작용이 있다. 부신피질 호르몬제는 그것을 억제하는 역할을 하는 약이다.

부신피질 호르몬제는 바르는 약으로 사용할 경우에는 심각한 부작용 염려가 거의 없다. 연고의 튜브를 하루에 4~5개씩 사용하거나 강한 것을 2주일 이상 계속해서 사용하면 문제가 되겠지만, 의사 지시대로 사용하면 괜찮다. 만의 하나 부작용을 일으켜도 적절한 강도의 연고로 바꾸거나 사용을 그만두면 낫는다.

하지만 이 약의 부작용이 무서운 것은 내복약으로 사용할 경우다. 먹으면 약의 작용이 온몸으로 퍼지는데, 이렇게 외부에서 호르몬제가 보급되면 우리 몸의 부신피질이 본래의 작용을 하지 않게 돼서 중대한 병을 일으킨다. 아토피피부염은 바르는 약이 효과적이므로 의사의 지시나 처방 없이 스테로이드제 내복약을 복용해서는 안 된다. 가끔 소아과 등에서 천식 치료에 좋다고 처방하는 경우가 있는데, 이럴 경우 모르고 먹을 수도 있다. 아이에게 먹이는 약은 내용을 잘 확인하는 것이 무엇보다 중요하다.

비스테로이드제에도 부작용이 있다

부작용을 낮출 목적으로 개발돼서 주로 가벼운 증상에 사용되는 것이 비스테로이드계의 항염증제이다. 주성분은 부펙사막, 벤다작 등이다. 약효는 부신피질 호르몬제보다 훨씬 떨어지지만 부작용이라는 측면에서는 비교적 안심할 수 있는 약이다. 단, 아토피 체질인 사람은 약제 그 자체에 염증이나 알레르기를 일으키는 경우가 있다. 비스테로이드제라고 해서 남용하는 것은 금물이다

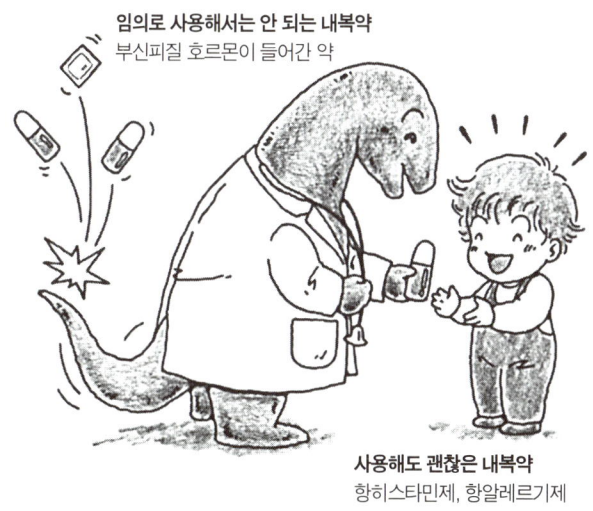

임의로 사용해서는 안 되는 내복약
부신피질 호르몬이 들어간 약

사용해도 괜찮은 내복약
항히스타민제, 항알레르기제

아토피에 지지 않는 몸을 만들자
태양과 사이좋게 지내면 피부가 튼튼해진다

햇볕을 받아 피부가 검어지면 외부 자극에 대해 방어능력이 월등히 높아진다. 일광욕 후에는 피부의 각질이 두꺼워져 피부의 투명감이 떨어지지만 이것이 아토피 아이들에게는 아주 좋다.

나는 자주 아토피 환자들에게 "온몸을 발바닥처럼 만드십시오."라고 말한다. 발바닥은 우리 몸에서 가장 각질이 두껍고, 피부의 방어능력이 탁월한 부분이다. 발바닥은 신발의 고무 성분 때문에 습진이 생겨도 쉽게 낫는다.

지속적으로 햇볕을 쬐는 것만으로도 피부가 튼튼해진다. 약도 필요 없고 힘도 들일 필요 없다. 부디 적극적으로 실행하기 바란다. 단, 일광욕도 제대로 하지 않으면 피부가 민감한 사람은 트러블을 일으킨다. 여기서는 일광욕을 제대로 하는 법에 대해 설명하고자 한다.

갑자기 강한 햇볕을 쬐지 않는다

여름 해변이나 남쪽의 섬에서 강렬한 자외선에 피부를 갑자기 노출시키면 피부가 새빨갛게 부풀어오르고 수포가 생기는 등 화상과 같은 상태가 된다. 첫날은 5분만 직사광선을 쬐고 그 이후에는 그늘에서 시간을 보낸다. 바다에 들어가는 것은 자외선이 약해진 오후 4시 이후나 아침 10시 전이 좋다. 이후 시간을 점점 늘려가면서 피부가 햇볕에 익숙해지도록 한다.

햇볕에 타는 것을 막기 위해 보통 선크림 종류를 많이 사용하는데, 아토피 체질인 사람은 이 선크림에 염증을 일으키는 경우가 많다. 자외선은 셔츠 1장으로 차단할 수 있으므로 해수욕을 할 때는 수영복

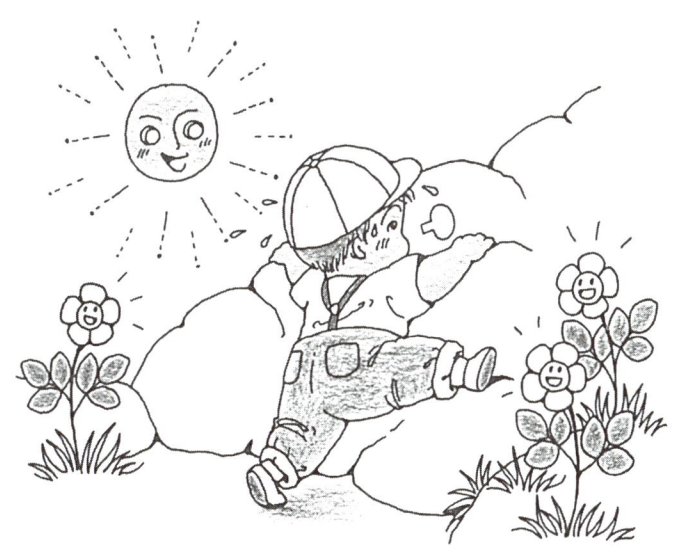

○○○ 자외선이 피부에 미치는 영향 ○○○

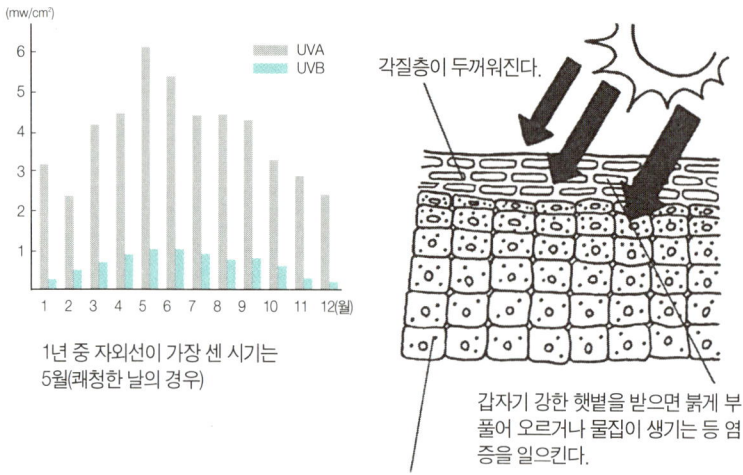

위에 티셔츠를 입히는 것이 무난하다.

3월부터 피부를 태워둔다

1년 중에서 자외선이 강한 시기는 5월이다. 3월에 접어들면 자외선의 양이 부쩍 상승한다. 이 계절에는 바람도 상쾌하므로 하루종일 밖에서 놀 수 있다. 따라서 이 시기에 적극적으로 아이를 산이나 바다로 데리고 나가서 햇볕을 쬐게 하는 것이 좋다.

6~7월이 돼서 갑자기 피부를 태우면 트러블이 생기기 쉽고 땀을

많이 흘리기 때문에 오히려 습진이 악화될 가능성도 있다. 봄부터 피부를 검게 태워두면 피부 속에서 늘어난 멜라닌 색소가 자외선에 의한 데미지를 막는 작용을 하므로 심하게 타서 트러블을 일으킬 염려는 없다.

자외선램프를 벽에 붙이는 방법

피부과에서는 광선요법이라고 해서 아토피피부염 환자에게 자외선램프를 사용하는 치료법을 실시하고 있다. 부작용도 없고 효과가 상당히 좋은 방법이지만, 한 가지 단점은 병원에 자주 가야만 한다는 것이다.

 아이의 아토피 치료는 밖에서 씩씩하게 노는 것 자체가 좋은 치료가 되므로 굳이 이 방법은 권하고 싶지 않지만, 성인 아토피의 좀처럼 낫지 않는 습진에 유효한 방법이다.

가려움증을 가라앉히고
피부를 깨끗하게 하는 입욕법

비누는 일반적인 알칼리 비누로 OK!

입욕법에서 흔히 문제가 되는 것은 비누의 선택이지만 그렇다고 너무 예민해질 필요는 없다. 그냥 일반적인 알칼리 비누를 사용하면 된다. 비누를 선택할 때 주의할 점은 다음과 같다.

❶ 피지를 지나치게 제거하거나 세정력이 너무 강하지 않은 것.
❷ 연고의 끈적끈적함이 제대로 지워질 것.
❸ 피부에 자극이 적을 것.

이 3가지다. ❶과 ❷는 모순 되는 조건이지만, 세정력이 비교적 약하더라도 때가 잘 빠지지 않을 때에는 몇 번 반복해서 씻으면 되므로 ❶에 중점을 두는 편이 좋다. 또한 샴푸제의 자극을 피하기 위해 비누로 머리를 감는 경우는 헹군 다음 비누가 남지 않는 것을 선택한다.

❸에 대해서는 향료나 색소 등이 원인이 되어 피부염을 일으키는 경우가 있으므로 주의한다. 지금 사용하고 있는 것에 문제가 없다면 굳이 특수한 비누를 살 필요는 없다.

타월 등을 사용하지 말고 손바닥으로 살짝 씻는다

몸을 북북 문질러서 씻지 않으면 씻은 것 같지 않다는 사람도 있지만, 질환이 있는 피부는 자극을 피하는 것이 중요하다. 타월이나 스펀지는 사용하지 말고 손바닥으로 비누거품을 내서 살짝 씻는다.

연고를 바른 부분은 따뜻한 물로 몸을 헹군 다음 손가락 끝으로 비벼보고 끈적끈적한 감촉이 사라질 때까지 충분히 씻는다. 북북 문질러서 한 번에 씻는 것이 아니라 살짝 문질러서 헹구는 행위를 몇 번 반복하는 것이 피부에 무리가 가지 않는 방법이다. 반대로 팔이나 다리 등 건조해지기 쉬운 부분은 지나치게 씻어서 피부가 거칠어지는 일이 없도록 주의한다. 아토피 아이는 건조한 피부이므로 지방을 너무 씻어내면 보호막이 사라져 염증이 더 쉽게 일어난다.

또한 씻다가 빠뜨리는 부분이 있어서도 안 된다. 특히 귀 뒷부분이나 턱 밑, 옆구리, 정강이 등은 잊어버리기 쉽다. 4~5세가 되면 스스로 씻게 하는 것이 좋지만, 씻은 다음에는 빠뜨린 부분이 없는지 잘 체크하자. 갓난아기는 목의 주름 사이나 엉덩이에도 주의한다. 얼굴도 비누로 씻는다. 헹굴 때는 샤워기를 사용하는 것이 효과적이다.

○○○ 아토피 아이를 위한 입욕법 ○○○

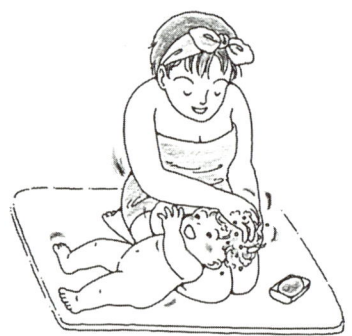

❶ 몸을 씻기 전에 샴푸를 한다.

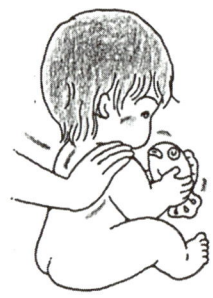

❷ 몸은 손바닥으로 비누거품을 내서 손가락 아랫부분으로 살짝 씻어준다.

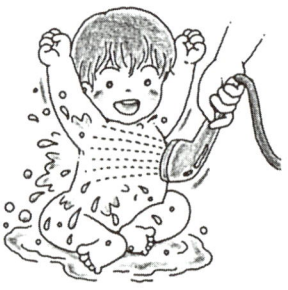

❸ 손가락 끝으로 비벼보고 끈적끈적한 부분은 한 번 더 씻는다(특히 연고를 바른 부분).

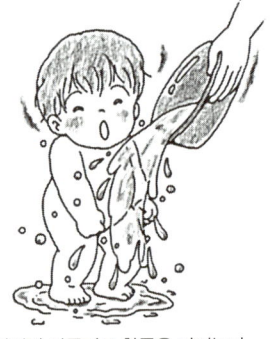

❹ 마지막 마무리로 찬물을 끼얹는다.

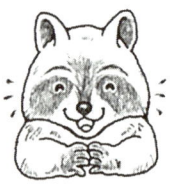

주의 씻을 때 잊어버리기 쉬운 곳이 귀 뒷부분이나 턱밑, 옆구리, 정강이 등이다.

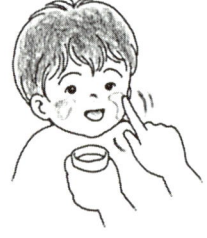

샴푸제를 사용하는 경우는 백색 바셀린이나 약한 부신피질 호르몬제 연고를 목이나 귀 뒷부분, 얼굴 등에 미리 발라 둔다.

샴푸는 몸을 씻기 전에 끝낸다

샴푸제의 자극을 피하는 가장 간단한 방법은 몸을 씻기 전에 머리를 감는 것이다. 머리를 감은 후 얼굴이나 몸을 씻으면 흘러내린 샴푸제가 씻겨 내려가기 때문이다. 샴푸를 끝내면 물방울이 떨어지지 않도록 잘 닦는다. 가능하면 마른 타월을 터번처럼 말아주자.

얼굴이나 등, 귀 뒷부분 등에 약국에서 파는 백색 바셀린이나 피부과에서 처방받은 약한 연고를 샴푸 전에 발라두고, 샴푸 후에 비누로 씻는 방법도 있다.

비듬 역시 습진을 악화시키므로 아토피 아이는 매일 목욕을 하고 머리를 감는 것이 좋다. 하지만 지나친 샴푸제 사용으로 두피까지 건조해져서는 곤란하다. 샴푸제를 바르기 전에 물만으로 머리를 미리 한 번 감기면 샴푸제의 사용량을 줄일 수 있다. 머리를 비누로 감는 경우에는 깨끗이 헹궈서 비누성분이 남지 않도록 한다.

마지막 마무리로 찬물을 끼얹는다. 수돗물이 너무 차면 처음에는 미지근한 물로 시작한다. 몸의 열기를 가라앉히면 가려움도 훨씬 덜 느끼게 된다.

목욕을 좋아하는 아이로 키우는 법

아이의 습진을 예방하는 데는 피부를 청결하게 하는 스킨케어가 제일이다. 매일 정성껏 깨끗하게 씻기는 것이 중요하다. 하지만 2~3살 때는 목욕을 싫어하고 특히 얼굴에 물이 닿는 것에 질색하는 아이가 많다. 원래 아기는 엄마 뱃속에서는 양수에 떠 있기 때문에 물을 싫어할 리가 없다. 그런데도 커서 물을 무서워하게 되는 것은 역시 아빠 엄마의 입욕 방법이 서툴기 때문이다.

목욕을 좋아하는 아이로 키우는 방법은 출산 후 집에서 처음으로 목욕을 시킬 때부터 목욕은 즐거운 것이라는 것을 가르쳐주는 것이다. 15분 정도 전까지 모유나 밀크, 과즙 등을 먹여두면 아주 효과적이다.

물에 넣을 때는 발부터 살짝 넣으면서 아기의 표정을 관찰하자. 기분 좋은 얼굴을 하고 다리를 길게 뻗으면 긴장을 풀었다는 증거이므로 씻기 시작해도 좋다. 아기는 어떤 행위든 쉽게 질리기 때문에 되도록 빨리 씻긴다. 도중에 투정을 부리거나 싫어하는 것 같으면 무리하지 말고, 아기의 몸이나 발을 욕조 가장자리에 대고 조용히 있으면 신기하게도 진정한다.

다 씻었으면 "기분 좋지?" 등의 말을 하면서 물 속에서 몸을 흔들어주는 등 즐겁게 놀아준다. 마지막으로 물을 부을 때에는 생후 1개월 정도부터 수압을 약하게 한 샤워기를 사용해서 머리부터 물을 흘려보낸다. 이것이 습관화되면 2~3살이 돼서 샤워기로 머리를 감겨도 싫어하지 않는다.

능숙하게 목욕시킬 자신이 없다면, 신생아 때는 프로인 베이비시터에게 도움을 받는 것도 괜찮다. 엄마의 지혜로 목욕을 즐기고 좋아하는 아이로 키우도록 하자.

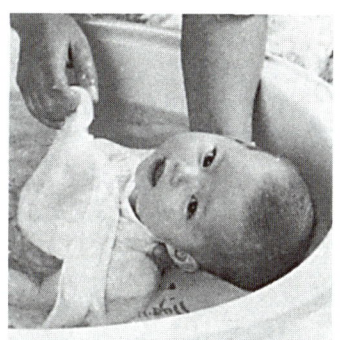

스킨케어용품은 신중하게 사용한다

시판 중인 용품은 원칙적으로 사용하지 않는다

요즘 베이비용 '화장수'나 크림, 오일 등 영유아를 대상으로 한 스킨케어 용품이 약국이나 화장품 가게에 넘치고 있다. 그러나 이런 제품들은 어디까지나 건강한 피부를 대상으로 만들어진 화장품이다. 포장이나 병의 뒷면에 그렇게 표시되어 있을 것이다. 적어도 아토피피부염 증상이 나타날 때에는 화장품의 사용은 주의해야 한다. '민감한 피부를 위해', '아기 피부에도 안심'이라는 광고 문구에 현혹되어서는 절대로 안 된다.

시판 중인 스킨케어 용품을 사용할 때에는 그 상품을 피부과에 가지고 가서 의사와 상담하자. 그리고 피부 상태를 체크하면서 신중히 사용하도록 하자.

체크 포인트는 ❶ 얼얼하거나 콕콕 찌르는 듯한 자극은 없나, ❷ 사용 후 피부가 붉어지거나 부풀어오르는 등 이상은 없나, ❸가렵지는 않나 등 이렇게 3가지다. 스킨케어 용품의 트러블은 바르고 나서 2~3일 후에 나타나는 경우가 많으므로 피부를 잘 관찰한다.

사춘기에 접어들면 화장품의 트러블에 주의한다

아토피 아이도 중학생 정도가 되면 스킨케어 화장품에 흥미를 갖기 시작한다. 젊은 피부는 튼튼하므로 어떤 것을 발라도 별 문제 없지만 아토피 체질인 사람은 다르다.

'이제 다 나았다.' 고 생각해서 아토피피부염에 대해 완전히 잊고 있을지도 모르지만, 이런 화장품의 자극으로 습진이 재발하는 경우도 많다. 여드름 약의 부작용으로 얼굴이 새빨갛게 부풀어오르거나, 알코올이나 살리실산 등 자극이 강한 성분이 들어 있는 화장품 때문에 심한 염증을 일으키는 경우도 있다. 화장품은 반드시 피부과 의사와 상담하고 사용하자.

피부를 깨끗이 하려고 사용한 화장품 때문에 염증이 생기거나 트러블이 일어나서는 안 하느니만 못하다. 친구들이 사용한다고 무작정 따라 쓰지 말고, 자신에게 맞는 것을 골라 그것만 사용하자.

선크림 등 꼭 필요하다고 생각되는 화장품이 있을 때는 다음 그림처럼 간단한 첩포시험을 해보자. 단, 샴푸제나 린스제, 비누 등은 테스트가 불가능하므로 신중하게 골라서 사용하는 수밖에 없다.

○○○ 스킨케어용품의 트러블을 막는 첩포시험 ○○○

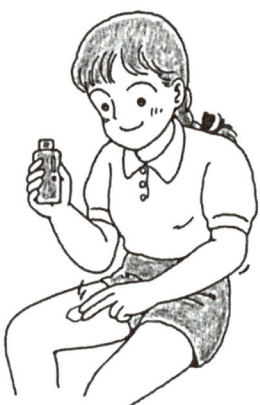 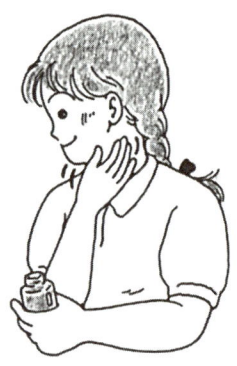

❶ 화장품을 허벅지 안쪽에 10원짜리 동전 정도의 크기로 바른다. 같은 장소에 하루에 3번, 3일 동안 발라본 후 가렵거나 오돌토돌한 것이 돋고 불그스름해지는 등의 이상이 없으면 ❷로.

❷ 귀 아래쪽에 하루에 3번, 1주일간 계속 바른다. 이상이 없으면 사용 OK.

가려워서 잠들지 못하는
아이에게는 이런 방법이 좋다!

아토피피부염의 가장 큰 고민거리 중 하나가 바로 밤에 가려움증 때문에 잠을 이루지 못하는 것이다. 아이가 졸라대는 대로 자나 손톱으로 벅벅 긁어주는 부모가 있는 것 같지만, 그러면 습진이 더 심해진다.

 아이를 가장 편하게 해주는 방법은 가려움증을 가라앉히는 항히스타민제나 항알레르기제를 먹이는 것이다. 증상이 심할 때에는 약의 힘을 빌리면 아주 효과적이므로 이때의 효과를 위해서라도 평소에 점점 양을 줄여나가 약 없이도 견딜 수 있도록 한다. 약을 갑자기 끊으면 일시적으로 증상이 나빠지는 경우도 있다.

 약을 사용하는 것말고도 좋은 방법이 있다. 두꺼운 종이로 만든 원통 2개를 끈으로 연결해서 목에 걸고, 팔을 통과시켜 관절을 고정하는 방법이다. 조금 잔혹하다고 느낄지 모르겠지만, 긁지 않으면 증상이 좋아지므로 길어도 2~3일만 참도록 하자. 아이가 싫어하면 잠이

◦◦◦ 두꺼운 종이를 이용한 팔 고정법 ◦◦◦

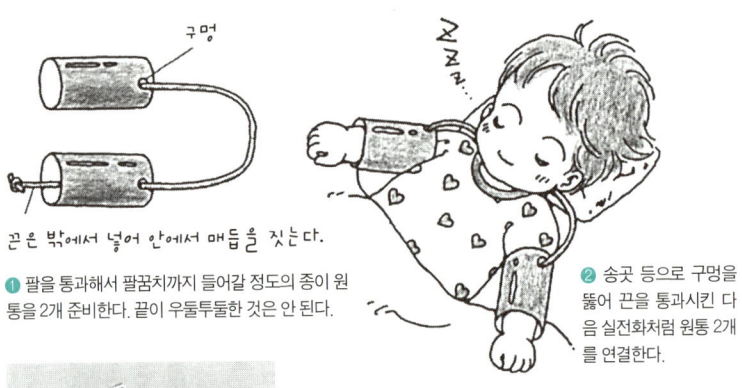

끈은 밖에서 넣어 안에서 매듭을 짓는다.

❶ 팔을 통과해서 팔꿈치까지 들어갈 정도의 종이 원통을 2개 준비한다. 끝이 우둘투둘한 것은 안 된다.

❷ 송곳 등으로 구멍을 뚫어 끈을 통과시킨 다음 실전화처럼 원통 2개를 연결한다.

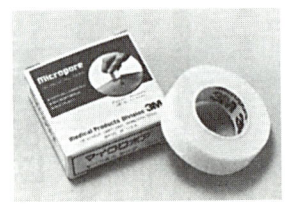

붕대를 감고 나서 마지막에 고정할 때에는 약국에서 파는 종이테이프를 사용하면 안전하다. 단, 피부에 직접 붙이지 않도록 할 것.

든 후 살짝 걸어주면 된다.

　염증에서 분비물이 흐를 정도로 중증인 부위는 붕대를 감아두는 것도 좋다. 붕대는 약국에서 팔고 있는 신축성 있는 종류가 편리하다. 붕대 끝을 고정시킬 때는 종이테이프가 안전하다. 아이가 잘 시간이 돼서 칭얼거리는 것은 엄마와의 일체감이나 친밀한 커뮤니케이션을 원하기 때문이기도 하다. 무리하게 떼어내는 것은 역효과를 주므로 조용히 이야기를 해주거나 책을 읽어주면서 편안한 마음으로 잘 수 있도록 만들어준다.

친구들과 즐겁게 노는 것, 그것이 최고!

어느 아토피 아이의 엄마 이야기다. 그녀의 세 아이는 모두 아토피 체질로 위의 두 아이가 천식과 아토피피부염이었던 터라 '이번에야말로!' 하는 심정으로 막내아이의 치료에 최선을 다하고 있었다.

식사요법에 각종 알레르기 검사는 물론, 동쪽에 명의가 있다고 하면 동쪽으로 달려가고, 서쪽에 알레르기 대가가 있다고 하면 세 아이의 손을 이끌고 그 먼 거리를 마다하지 않고 날아갔다. 하지만 막내아이는 한 돌이 되기 전부터 모든 수단을 동원했음에도 불구하고, 세 돌이 될 무렵에는 천식까지 발병했다. 아토피피부염도 좋아졌다가 나빠졌다가 했다. 별다른 성과 없이 다섯 돌을 맞이할 무렵에는 '그냥 놔두고 자연스럽게 저항력이 생기기를 기다릴 수밖에 없는 걸까….' 하며 포기하기 시작했다. 그런데 바로 그때 의외의 사건이 일어났다.

유치원 생활이 익숙해지면서 친하게 지내는 친구들이 생긴 막내는 친구들 집에 자주 놀러가기 시작하더니 어느 날 "친구 집에 자러 가도 돼?"라는 말까지 하게 됐다고 한다. 아침부터 밤까지 "엄마, 엄마!" 하고 딱 들어붙어 있는 데다 밤이면 가렵다고 난리를 부리는 아이였던 터라 망설이기는 했지만 어쨌든 친구 집으로 보냈다.

그리고 3일 후 집으로 돌아온 막내의 아토피피부염은 깨끗하게 나아 있었다. 막내의 친구는 위로 형이 하나 있었다고 한다. 마치 그 형의 둘째 동생이라도 된 듯이 정신없이 같이 놀다가 지쳐서 정신없이 곯아떨어졌을 것이다. 긁을 시간 따위가 있었을 리 없다.

아토피 아이의 가장 강력한 아군은 친구들과 즐겁게 노는 생활이다. 친구와 즐겁게 놀면서 자신을 표현하는 기쁨에 눈을 뜨기 때문에 마음이 강해지고 결국 아토피도 좋아지는 것이다. 자신을 제대로 표현하지 못하는 아이는 스트레스에 약하고, 밖으로 표출하지 못한 감정이나 생각이 쌓인 탓에 쉽게 심신증(心身症 : 심리적인 원인으로 신체에 일어나는 병적인 증상)이 나타난다고 할 수 있다. 이런 아이에게는 자신을 표현할 방법, 예를 들어 스포츠나 음악 등 흥미가 있거나 좋아하는 것을 찾을 수 있도록 도움을 주는 것이 좋다.

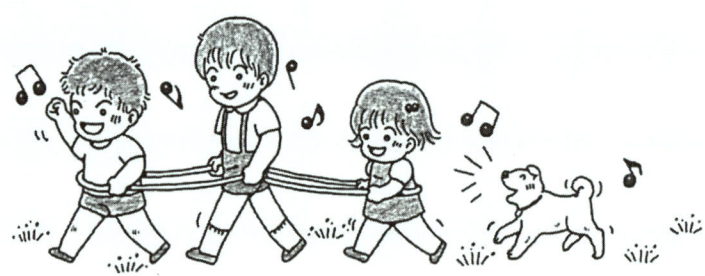

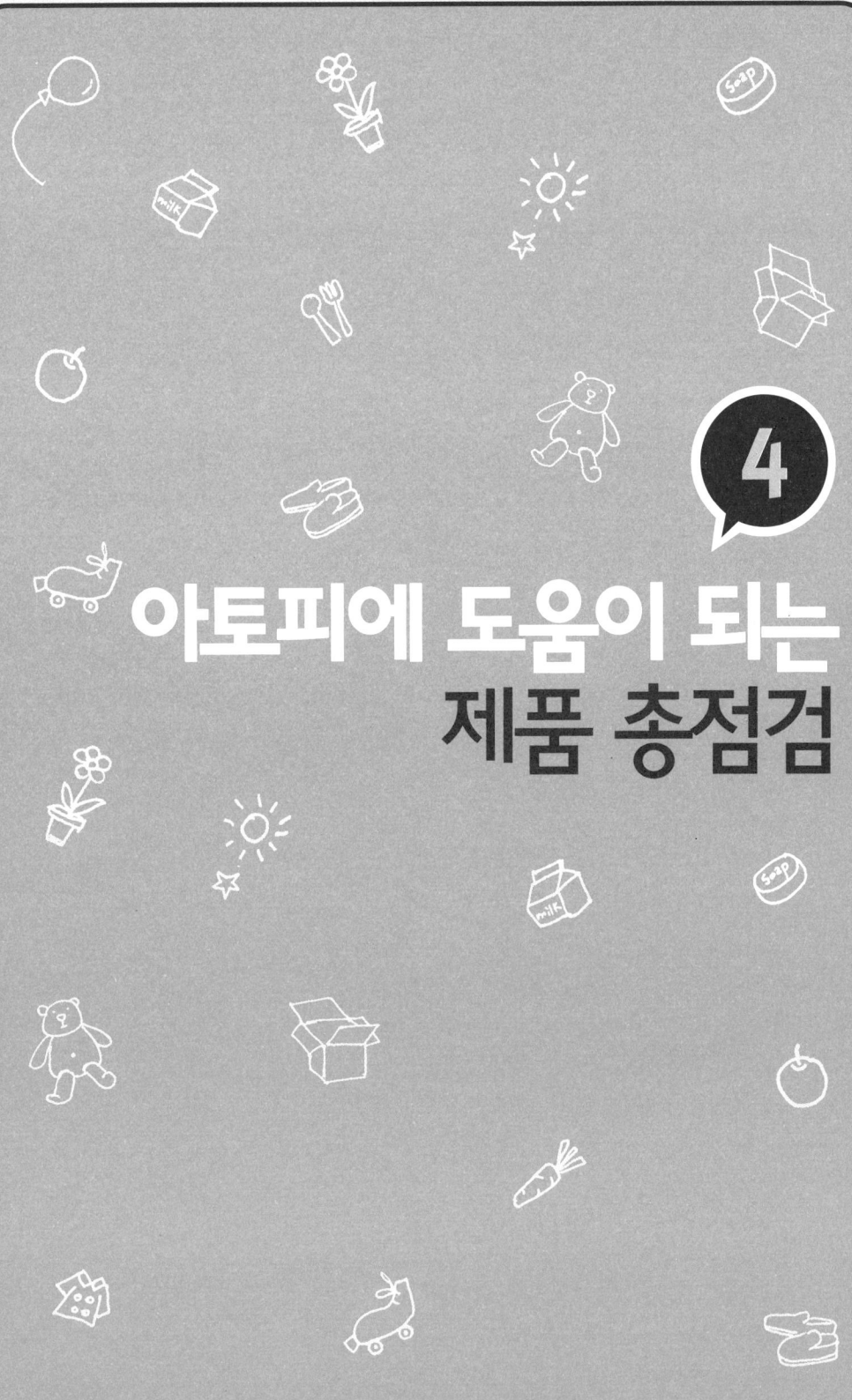

아토피에 도움이 되는
제품 총점검

4

아토피용 상품을 고를 때는 신중하게

아토피용 상품은 비누와 샴푸를 비롯하여 침구 및 청소기, 식품 등등 가짓수도 많고 종류도 풍부하다. 하지만 아토피피부염의 원인은 개인 차가 크기 때문에 다른 사람이 써보니 좋았다고 해서 본인에게도 맞을 것이라고 단정짓긴 힘들다. 제품의 좋고 나쁨은 실제로 사용해 보고 증상이 좋아졌는지 어떤지로 판단하도록 한다.

　이 장에서 소개하는 상품 가이드는 아토피 상품을 현명하게 선택하기 위한 것이다. 정말로 도움이 되는 제품을 고르기 위해 참고하도록 하자.

◎ 스킨케어 상품
- 비누 고르기가 아토피 대책의 첫 걸음

아토피 아이의 스킨케어에서 가장 중요한 것은 얼굴과 몸을 씻는 데 사용하는 세정제 선택법이다. 피부과 의사가 안심하고 추천하는 것은 일반 알칼리비누로, 되도록 향료나 색소같이 피부를 자극하는 성분을 포함하지 않는 종류다. 세정력이 너무 강하면 피부가 건조해져서 가려움증이 증가하고, 너무 약할 경우에는 때나 더러움이 지지 않아 트러블을 일으키게 된다. 좋은 비누란 때를 확실히 제거하고 피부를 건조시키지 않는 비누다.

베이비용 비누는 민감한 아토피 아이의 피부에는 자극이 강한 것이 많다. 약용비누는 살균제가 함유된 비누로 체취를 막거나, 미생물을 죽이는 것이 목적이기 때문에 민감한 피부에는 맞지 않는다. 따라서 베이비오일, 베이비 로션, 베이비 크림은 사용하지 않는 편이 좋다.

순수한 알칼리비누

아토피라고 해서 반드시 특별한 비누를 사용할 필요는 없다. 지극히 평범한 일반 비누를 사용하는 편이 오히려 더 낫다.

원래 비누는 지방과 야자유를 원료로 하고 가성소다를 섞어 가열한 후 소금을 더해 굳힌 것이다. 이와 같은 전통 제조법을 지키고 순도가 아주 높은 원료를 엄선해서 만든 것을 선택하도록 한다.

순비누는 세정력은 순하지만 확실히 때를 없애주며 무향료, 무착색, 그리고 쓸데없는 성분이 없기 때문에 피부에 자극이 적다.

순한 투명 비누

투명한 비누는 순수한 비누성분에 당분을 첨가해 세정력을 낮춘 것이다.

잔여감이 적은 비누

뉴트로지나 비누는 순도가 높은 천연성분으로 만든 순한 비누다. 알칼리성분을 포함하지 않기 때문에 단물로 씻는 것과 마찬가지로 피부에 부담을 주지 않는다.

응고제, 색소, 살균제 등의 불순물은 전혀 사용하지 않으며, 가장 큰 특징은 덜 헹군 것 같은 잔여감이 없고 피부를 자극하는 비누 성분을 남기지 않는다는 것이다. 샴푸 대용으로 사용할 수도 있으며 소량의 물로 씻어낼 수 있어 NASA(미항공우주국)의 기준에 합격, 우주선 내에서도 사용되고 있다.

건성피부용, 중성피부용, 지성피부용의 3타입이 있어 피부 상태에 맞춰서 고를 수 있으며, 각 종류별로 향료가 첨가된 것과 무향 타입이 있다.

약산성 비누

약국에서 피부가 민감한 사람에게 종종 추천하는 것이 약산성 비누 타입의 아실글루타민산 비누이다.

일반 비누와는 전혀 다른 성질의 비누로, 아미노산에 의해 유화(乳

化)하기 때문에 약산성이라고 한다. 세정력은 알칼리 비누보다 조금 떨어지긴 하지만 저자극성으로 피부를 촉촉하게 해주는 효과가 뛰어나서 건조해지기 쉬운 아토피 아이의 피부에 적합하다.

단, 반드시 비누가 약산성일 필요는 없다. 우리 피부에는 알칼리 중화기능이라고 해서, 알칼리성 물질이 묻어도 30분 이내에는 원래의 약산성으로 되돌아오는 성질이 있기 때문에 알칼리 비누라도 상관없다.

그리고 끈적끈적한 연고를 바른 부분을 씻을 때에는 약산성 비누로는 세정력이 너무 약해서 때나 더러움을 깨끗하게 씻어낼 수 없을 가능성도 있다.

이런 경우에는 두 번 씻어서 충분하게 헹궈낸다. 피부를 촉촉하게 하는 성분을 남기므로 여드름이 나기 쉬운 단점이 있다. 여드름이 날 나이가 되면 알칼리 비누를 사용하는 편이 좋다.

저자극성 샴푸

시판되고 있는 샴푸 중에 아토피피부염인 사람이 안심하고 사용할 수 있는 제품은 적은 편이라 주의해서 고르는 게 중요하다.

입욕제

일반적으로 입욕제는 피부를 자극하기 쉬운 성분이 많이 들어 있어 피부가 민감한 사람에게는 추천하지 않는다.

하지만 아토피피부염은 원래 기본적으로 건조한 피부에 여러 가지 자극이 더해져서 일어나는 경우가 많다. 따뜻한 목욕물이 피부를 촉촉하게 해주는 효과를 준다면야 이만큼 간단한 스킨케어는 없을 것이다.

따라서 보습효과가 있는 입욕제를 추천한다. 입욕 시간은 5분 정도면 충분하며 약간 미지근한 물에서 사용하는 것이 효과적이다. 입욕 후 한동안은 몸이 따뜻해서 발한작용이 왕성해진다.

◉ 진드기 퇴치 용품

● 진드기 퇴치의 3가지 조건

진드기의 번식 조건은 ❶ 온도가 20~30도이고, 습도가 60% 이상인 환경, ❷ 먹이(먼지 속에 들어 있는 사람과 동물의 비듬, 때를 좋아한다.), ❸ 기어들어가서 숨을 수 있는 잠입 장소(이불과 소파 등)의 3가지이다. 따라서 진드기 퇴치의 기본은 바로 이 3가지 조건이 성립하지 않게 하는 것이다. 깨끗하게 청소해서 진드기에게 먹이를 주지 않을 것, 습도를 낮춰 숨을 장소를 없애서 번식하지 못하는 환경을 조성하는 것이 중요하다.

집 안에 있는 진드기의 수는 셀 수 없을 만큼 많아서 일시적으로 줄어든다고 한들 조금만 조건이 좋아지면 다시 엄청나게 번식하기 때문에 박멸하기가 쉽지 않다. 최근에는 진드기 노이로제에 걸렸다는 사람이 나올 정도로 진드기 퇴치에 대한 관심이 높아지고 있지만, 너무 신경질적으로 반응하지 않으면서 냉정하게 대책을 세우도록 한다.

살충제

진드기의 번식 시즌은 봄부터 여름까지로, 시즌에 막 들어간 5월 중순과 진드기 발생의 절정이라 할 수 있는 9월에 살충제를 사용하는 것이 효과적이다. 여행 등으로 여름에 장기간 집을 비우게 되면 진드기가 많이 생겨나기 때문에 외출하기 전에 미리 살충제 처리를 해두는 것도 좋다.

장롱 뒤와 냉장고 밑바닥처럼 방 구석구석에 숨어 있는 진드기를 퇴치하기 위해서는 증기형 살충제가 편리하다. 살충제 연기를 마시는 일 없이 간단히 사용할 수 있으며, 혹시 들이마시게 되더라도 소량이라면 인체에 해도 없다. 연기가 나오지 않아 연소제의 재나 찌꺼기가 바닥과 벽에 묻지 않기 때문에 뒤처리도 간단하다. 사용한 후에는 창문을 열어 충분히 환기시키도록 한다. 그러나 이 방법으로는 소파나 카펫 속에 숨어 있는 진드기까지는 퇴치할 수 없다.

카펫용으로는 분말형 살충제가 있다. 성분은 머리에 직접 사용하는 머릿니용 약과 같다. 카펫에 쓱쓱 뿌리고 난 뒤에 청소기로 빨아들이기만 하면 되고, 약품이 카펫 바닥부분에까지 닿기 때문에 스프레이형, 파우더형 모두 사용 후 한 달 동안은 진드기 번식을 억제하는 효과가 지속된다. 단, 직접 피부에 닿기 때문에 약품에 민감한 사람은 사용하지 않도록 한다.

● 진드기 번식 시기

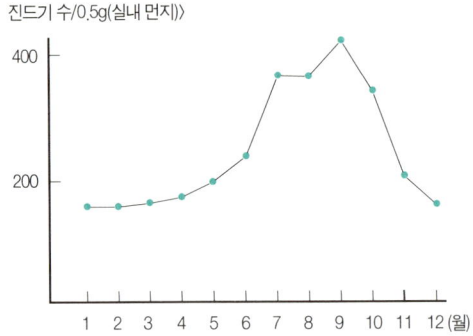

진드기 퇴치 봉투

베개나 인형은 진드기가 선호하는 번식 장소이지만 세탁할 수 없는 경우가 많고, 아이의 살에 직접 닿는 것들이라 살충제를 사용할 수도 없다.

 이런 점에 주목해서 개발된 것이 탈산소제로 진드기를 질식시키는 밀폐 봉투 세이프티 백(safety bag)이다. 지퍼가 달린 비닐 백 속에 탈산소제와 제습제를 인형과 함께 넣고 약 1주일간 놔두면 비닐 백 속에 들어 있던 산소가 거의 없어지면서 진드기가 죽는다. 여름용 이불과 모포용인 빅(big) 사이즈, 베개나 작은 인형용의 미니(mini) 사이즈가 있다.

◉ 인테리어

• 가능한 한 심플하게 살자

먼지와 습기가 쌓이지 않도록, 그리고 진드기나 곰팡이가 발생하지 않도록 하는 비결은 심플한 인테리어다. 카펫을 치우거나 커튼을 얇은 것으로 바꾸고 주 1회 세탁하는 등의 대책은 비교적 알려져 있긴 하지만, 장롱 뒤나 수납장 구석에 쌓여 있는 먼지 속에도 진드기가 잔뜩 있다는 것은 의외로 잘 모르고 있다. 방에는 가구와 물건을 많이 두지 않고, 책장은 문이 달려 있는 것을 선택한다. 수납 부분은 붙박이나 수납 벽으로 만들어 내부를 청소기로 청소할 수 있도록 하자!

◉ 곰팡이, 먼지 대책

• 곰팡이는 진드기의 먹이!

진드기는 곰팡이를 먹이로 해서 점점 늘어나며, 곰팡이 그 자체도 알레르기성 비염과 천식을 일으키는 원인이다.

대다수의 곰팡이는 습도 60% 이하에서는 번식할 수 없기 때문에 곰팡이 제거 비결은 바로 적절한 습도 조절에 있다. 방, 습한 서랍 속, 벽에 물방울이 맺히는 것이 곰팡이 발생의 원인이다. 집 안 어디선가 곰팡이가 늘어나게 되면 공중에 떠다니는 곰팡이 양은 7배까지 늘어나니 확실한 대책을 세우도록 한다.

가장 간단한 대책은 창을 열어 통풍을 좋게 하는 것이다. 예를 들면 1.65㎡(0.5평)의 방에서는 1시간에 1회, 5분간 창을 열어 환기시킬 필요가 있다. 꽉 닫아둔 상태라면 사람 몸에서 증발하는 수분과 난방 장치 등에 의한 증기로 습도가 상승하게 된다.

부엌과 욕실 및 습도가 높아지기 쉬운 방, 에어컨을 설치해서 창문을 열기 힘든 거실에는 환풍기를 다는 것도 효과가 있다. 천식과 알레르기성 비염의 경우, 잠들기 전 3시간 정도 이불을 깐 후에 공기청정기를 가동시키는 것도 발작 예방에 좋다는 소아과 의사의 보고도 있다.

제습기

집을 자주 비우는 가정에서는 제습기를 방 중심부에 두고 가동시키는 것도 효과가 있다.

단, 습도가 너무 내려가면 피부가 건조해지거나 바이러스에 감염되기 쉬운 문제가 발생한다. 습도계를 체크해서 항상 60% 전후로 유지하도록 하자. 습도 센서가 부착되어 있어 자동적으로 쾌적한 습도를 유지하는 기능이 포함된 상품도 있다.

공기청정기

더러운 공기에 민감한 아토피 아이를 위해서는 공기청정기도 효과적이다. 실내에는 먼지의 미립자, 진드기와 진드기 배설물, 곰팡이 등이 떠돌아다니고 있다. 청소기 사용 후에 공기를 깨끗하게 정화시킬 때에도 사용할 수 있다.

하지만 공기청정기를 사용한다고 해도 창을 열고 환기하는 일을 잊어서는 안 된다. 공기청정기로 곰팡이와 진드기 등 공기 중의 알레르기 원인을 줄이는 것도 중요하지만 가장 건강에 좋은 것은 집 밖의 신선한 공기이기 때문이다.

또한 에어컨 배출구나 필터에 곰팡이가 생겨서 공기오염의 원인이 되기도 하므로 이것에도 주의하자. 최근에는 공기청정기능이 합쳐진 에어컨이 나오고 있으므로 이러한 기종을 선택하는 것도 좋다. 하지만 이 경우도 주 1회 필터와 배출구의 꼼꼼한 청소가 필수!

곰팡이 제거제

이미 생긴 곰팡이는 곰팡이 제거제로 살균해서 제거할 수밖에 없다. 걸레로 닦아내거나 청소기를 사용하면 오히려 곰팡이가 더 늘어나게 된다.

곰팡이 제거제는 거의 대부분이 염소계 표백·살균제로 의류용 염소계 표백제를 대신 사용할 수 있다. 소독용 알코올을 사용하는 사람이 많지만 곰팡이에는 거의 효과가 없다. 소독용 알코올은 표백제를 사용할 수 없는 부분에 사용하는 정도가 좋다.

염소계 표백제나 곰팡이 제거제는 피부에 묻거나 들이마시지 않도록 장갑과 마스크를 착용한 후 창문을 열어둔 상태에서 사용하도록 한다. 또한 다른 세제나 탈취제와 섞으면 유독가스를 발생시키므로 주의한다.

곰팡이가 생기기 쉬운 곳은 욕실, 벽이나 알루미늄 섀시의 고무 등이지만 냉장고에도 생기기 쉽다. 문 부분의 패킹에 있는 까만 얼룩이 바로 곰팡이다. 월 1회 정도 냉장고 속 식품을 전부 꺼낸 후에 물로 닦고 알코올로 소독하자.

◉ 침구

• 침구는 손질이 간단한 것을 여러 겹 겹쳐서 사용하자!

이불

이불과 베개는 하루의 3분의 1 정도 피부와 직접 접촉하기 때문에 아토피 대책에서 가장 중요한 포인트라고 할 수 있다. 현재 아토피용 침구의 절반은 ❶진드기가 붙지 않거나, ❷진드기가 속에서 나오지 않는 이 두 가지 목적에 초점이 맞춰져 있다.

이런 침구류 중에서 시트와 베개 커버, 파자마 소재에도 신경 쓰도록 한다. 파자마와 베개 커버는 낡은 와이셔츠 등 천이 부드럽고 화학 물질을 포함하지 않는 목면으로 만든 핸드메이드 제품이 가장 좋다.

또한 이불 손질이라고 해서 진드기 퇴치만 생각해서는 안 된다. 침구도 의류와 마찬가지로 청결하게 유지하는 것이 기본이니 무거운 이불은 피하도록 하자. 세탁하고 볕에 말리기 쉬운 가벼운 이불이나 모포를 몇 장 겹쳐서 사용하는 편이 좋다. 바닥에 까는 이불도 매트리스를 사용하는 것보다는 요를 두 장 겹쳐서 사용하는 것이 낫다.

알레르기용 베개

이불은 자주 볕에 말리거나 건조기를 사용하면 진드기를 상당히 줄일 수 있다. 문제는 베개인데, 진드기가 붙기 쉽거나 먼지가 나기 쉬운 종류는 사용하지 않는 편이 바람직하다.

아토피피부염의 원인이 되기 쉬운 진드기 배설물은 물에 잘 씻겨 나가기 때문에 꼼꼼하게 세탁하는 것이 중요하다. 즉, 아토피용 베개는 ❶ 세탁할 수 있고, ❷ 먼지와 진드기가 생기기 힘든 것, 이것이 2대 조건이라고 할 수 있다. 또한 여름에 곰팡이와 세균이 번식하면 천식의 원인이 되므로 통기성이 뛰어나 열이 잘 나지 않는 구조로 된 제품을 고르도록 한다.

파이머 필로우는 알레르기용 베개의 대표선수 격이다. 속은 폴리에틸렌 파이프를 잘게 자른 것으로 통기성이 뛰어나다. 물론 진드기나 먼지와도 상관없다. 필요한 만큼만 구입해서 전용망에 담아 커버를 씌워 사용할 수 있다. 처음 사용하면 부스럭거리는 소리가 신경 쓰일 수도 있지만 사용하는 동안 익숙해진다. 통째로 씻을 수도 있어 편리하다.

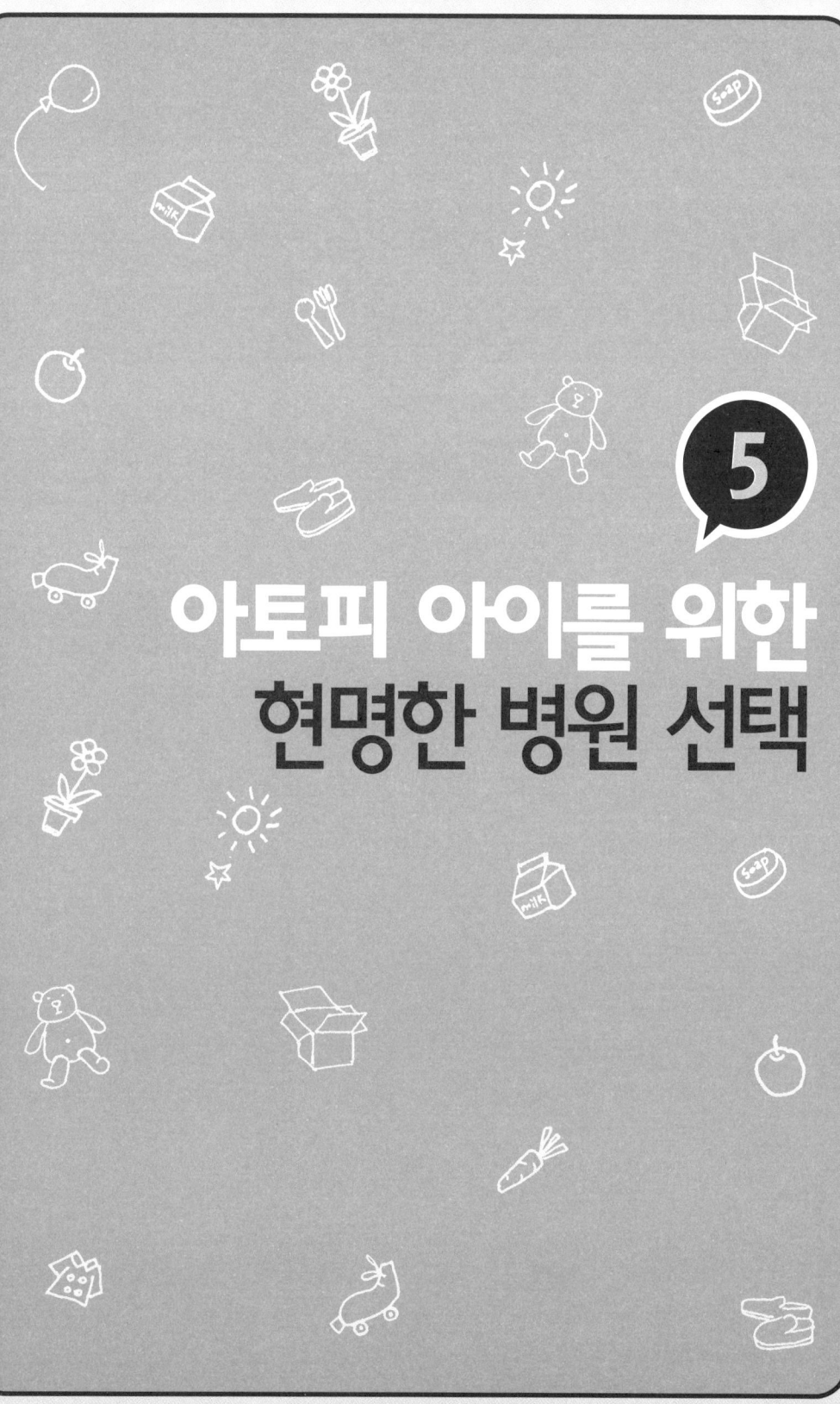

아토피 아이를 위한 현명한 병원 선택

5

좋은 의사를 선택할 수 있는 확실한 눈을 키우자

좋은 의사의 조건

아토피피부염 치료는 의사와 환자(아이의 경우는 보호자)가 상호 협조해서 원인을 구명해나가는 자세를 갖는 것이 중요하다. 예를 들어 종양 환자가 병원에 찾아왔다고 하자. 이 경우에 의사에게 요구되는 것은 우선 바른 진단이다. 병리조직의 상태를 바르게 파악만 하면 그것에 따라 어떤 치료법을 실시할 것인가는 바로 결정된다. 양성 종양이라면 절제하고, 악성이면 일정 기간 항암제를 먹어본다든가 하는 것 등이다.

하지만 아토피피부염의 진단은 겉으로 보기만 해도 금방 알 수 있다. 문제는 그 이후다. 그 습진이 왜, 어떤 상황에서, 그 부분에 나타난 것인지를 먼저 밝혀내야 한다. 원인을 알 수 없거나 제거할 수 없는 경우, 차선책으로 증상을 조금이라도 가볍게 하려면 어떻게 하는 것이 가장 좋은지를 찾아봐야 한다.

아토피피부염의 원인은 질환이 일어난 상황에 따라 다르며, 치료법 역시 환자에 따라 다르다. 따라서 이런 문제는 일상생활을 자세하게 물어보면서 알아나가는 것 외에는 다른 방법이 없다.

나는 그런 자세를 가진 의사야말로 정말 좋은 의사라고 생각한다. 표면에 나타난 증상만 보는 것이 아니라, 넓은 시야와 풍부한 인생 경험을 바탕으로 생활 전체를 꿰뚫어보고 원인을 날카롭게 지적해서 지도할 수 있는 훌륭한 선생님들이다.

잔소리 많은 명의가 약의 사용량을 줄인다

의사가 "생활방식을 바꿔봅시다."라고 말하면, "그런 말을 들으러 병원에 온 것이 아니라, 빨리 병을 치료하고 싶어서 왔는데요."와 같은 반응이 돌아오는 경우도 있다. 이런 사람들에게 "목욕하는 법을 바꿔보죠."라고 말하면 '지금 설교하는 거야? 잔소리 많은 의사로군. 웬 간섭이야.'라고 생각할 수도 있다.

그러나 아토피 체질을 고치는 것은 현재의 의학 수준으로는 불가능하긴 해도 생활방식을 바꿈으로써 증상이 좋아지면 약의 사용량을 줄일 수 있다. 이 때문에 우리 의사들은 생활 속의 원인을 찾으려고 노력하는 것이다. 현재의 건강보험제도로는 약을 많이 처방하지 않으면 병원이 수익을 올릴 수 없기 때문에 이런 의사는 시대에 뒤떨어졌다고 할 수 있겠지만….

병원의 브랜드보다 의사의 인간성이 중요하다

의사를 선택할 때는 이런 사정을 이해하고 냉정히 생각하는 것이 좋다. 잡지나 텔레비전에서 말하는 것과 같은 이야기를 하는 의사나, 엄마 생각에 말을 맞춰주는 의사를 찾아서 돌아다니는 일은 하지 말자. "시시한 소리만 하는 의사잖아."라고 생각하는 사람이 실은 명의일지도 모를 일이다.

유명한 의사라든가 큰 대학병원에서 진찰받고 싶다는 생각도 잘못이다. 의료라는 것은 의사와 환자의 1대1 신뢰관계가 기본이다. 큰 병원에서 몇 시간씩 기다려 진찰을 받는 것보다 언제든지 갈 수 있는 동네 병원이 더 좋지 않을까? 중요한 것은 의사를 선택하는 정확한 눈을 갖는 것이다.

그리고 어떤 경우든 최저 반 년은 계속해서 한 병원에 다닐 것을 당부한다. 환자와 의사가 서로 이해하는 데에는 어느 정도의 시간이 필요하기 때문이다.

아토피피부염의 발병과정

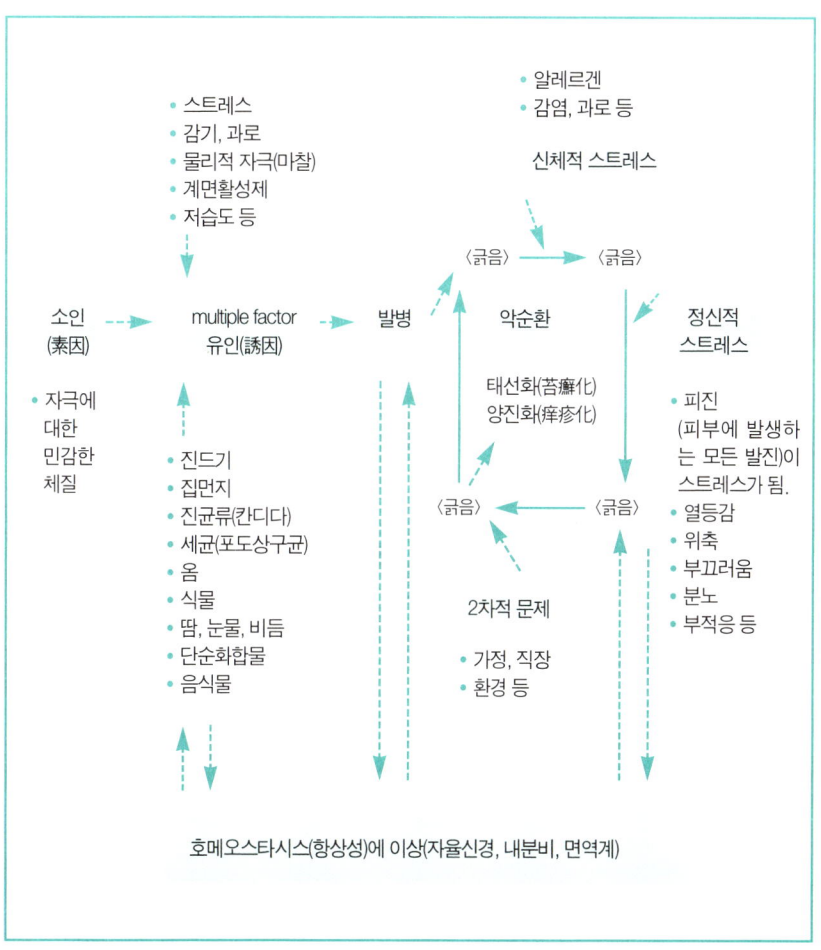

아토피피부염의 발병과정을 도식화한 것. 아주 복잡한 원인과 유인이 뒤엉켜 질환이 일어난다는 것을 한눈에 알 수 있다.(히라카종합병원 피부과, 오카베 준이치 씨 작성)

아토피 아이에게 밝은 웃음을 되찾아주자

아이의 아토피피부염에 대해 지나치게 예민한 대응을 하는 부모가 늘어나고 있습니다. 또한 아토피피부염이 엄청난 기세로 증가하고 있다고 주장하는 의사도 있습니다. 일부 매스컴에서는 '아토피는 현대병'으로 지구환경의 오염이나 식품에 첨가된 방부제나 착색료의 문제와 연결해서 논하는 경우도 있습니다.

저도 이 질환은 현대병이라고 생각합니다. 하지만 제가 말하는 '현대병'은 생활환경의 악화로 즉시 알레르기 병이 생긴다는 의미가 아닙니다. 오히려 주위 어른들이 아토피 공포증에 빠져 그것이 아이의 병을 악화시키는 또 하나의 요인이 되고 있다는 뜻입니다. 최근에는 아토피는 모원병(母原病 : 아이에 대한 엄마의 태도에 문제가 있어서 일어나는 병)이라는 식의 말도 안 되는 이야기를 하는 사람들까지 나타나고 있습니다. 이에 저는 아토피를 두려워하는 사람들에게 희망을 보여주고자 이 책을 쓰게 됐습니다.

실은 이 책의 기획 의도를 들었을 때 저는 조금 주저했습니다. 세상에는 아토피피부염에 대한 해설서가 넘쳐나고 있는데다, 제가 평소에 실행하고 있는 방법들은 모두 피부과의 상식이라고 생각했기 때문입니다. 하지만 그 상식이 일반인들에게는 전해지지 않았고, 아니 그보다 식사요법이 마치 아토피피부염의 근본 치료법이라도 되는 듯한 인상을 풍기는 책이 넘쳐났고, 그것을 믿고 있는 사람들이 많다는 사실도 알게 되었습니다.

아토피 체질은 감도(感度)가 지나치게 좋은 화재 경보기가 몸에 부착되어 있는 것과 같습니다. 습진이나 천식과 같은 증상은 몸의 경보음이라고 생각하면 되겠지요. 즉, 몸의 방어반응이 지나쳐서 아직 화재가 일어나지도 않았는데 연기가 조금 나온 정도로 '삐, 삐' 하고 경보음을 울리는 것입니다. 그렇다고 무리하게 억누르기만 하면 아이가 너무 가엾습니다. 그것보다는 일광욕이나 심신 단련으로 경보기의 감도를 낮춰 과잉반응을 막는 것이 합리적이라고 생각합니다. 그리고 이것이 바로 제가 이 책에서 주장하는 생활요법의 사고방식이죠.

또한 아토피가 사회문제화됨에 따라 알레르기 방지 또는 치료를 목적으로 하는 상품이 쏟아져나오고 있습니다. 그런데 이것이 아토피 아이를 둔 엄마들의 불안을 더 키우고 있습니다. 여기에 대해서도 이미 언급했습니다만, 의사의 눈으로 볼 때 정말 도움이 된다고 생각하는 상품은 진드기 대책 상품 이외는 거의 없는 것 같습니다. 부디 냉정한 눈으로 좋고 나쁨을 잘 구분하시기 바랍니다.

 아토피피부염은 경과가 긴 질환이므로 때로는 불안해질 때가 있을 것입니다. 그럴 때 이 책의 지식이 마음을 가다듬고 올바르게 대처하는 데 지침이 된다면, 지은이로서 그보다 더한 기쁨이 없겠습니다.

옮긴이 이근아

한국외국어대학교 대학원 일어일문과를 졸업했다. 출판편집자로 오랫동안 일했고 현재는 전문번역가로 활동 중이다. 옮긴 책으로는 《당뇨약 끊을 수 있다》, 《병 안 걸리고 사는 법》, 《당뇨병엔 밥 먹지 마라 실천편》, 《당뇨병엔 밥보다 스테이크를 먹어라》, 《병 안 걸리는 식사법》, 《몸 안의 독소를 빼는 쾌변 건강법》, 《당질 제한식 다이어트》, 《음식을 바꾸면 뇌가 바뀐다》, 《성실함을 버리면 병 안 걸린다》, 《지금 있는 암이 사라지는 식사》, 《치매를 산다는 것》, 《상처는 절대 소독하지 마라》 등이 있다.

내 아이의 자연치유력을 높여주는
아토피 교과서

초 판 7쇄 발행 2019년 2월 15일

지은이   도다 기요시
감 수   이광훈
옮긴이   이근아
펴낸이   명혜정
펴낸곳   도서출판 이아소

등록번호   제311-2004-00014호
등록일자   2004년 4월 22일
주   소   04002 서울시 마포구 월드컵북로5나길 18 1012호
전   화   (02)337-0446
팩   스   (02)337-0402

책값은 뒤표지에 있습니다.
ISBN 978-89-92131-11-7 13510

도서출판 이아소는 독자 여러분의 의견을 소중하게 생각합니다.
E-mail: iasobook@gmail.com